TODOS queremos una "poción milagrosa" **que haga que la grasa de nuestros cuerpos desaparezca sin ejercicio y sin dieta.** La mayoría de las personas son perezosas y se niegan a hacer ejercicios. Algunos no tienen tiempo y otros no pueden debido a alguna enfermedad que los debilita.

Y todos sabemos que las dietas no trabajan, y estamos de acuerdo en que la única manera segura de bajar de peso es hacer ejercicios y cambiar nuestra manera de comer. Pero no es divertido intentar comer "bien" todo el tiempo, contar calorías, leer las etiquetas de todo lo que compramos y dejar pasar las comidas que disfrutamos de verdad. ¿Entonces, cuál es la respuesta?

¡FELICITACIONES! ¡Usted ya la ha encontrado! Usted ha tomado una de las decisiones más sabias de su vida al comprar este libro porque tiene la respuesta para ayudarle a vivir un vida más saludable y feliz en un mundo más **LIBRE DE GRASA.**

Pierda Grasa Mientras Duerme

¡Sin Dieta . . .Sin Drogas . . . Sin Ejercicio!

por

Pete Billac

Swan Publishing
Texas ❖ California ❖ New York

Autor: Pete Billac
Editor: Luis Morales
Traducido Por: Luis Morales Y Myra Patrick
Revisado Por: Ing. Eliseo Lee y Dra. Virginia Lee
Diseño de la Cubierta: Cliff Evans Y Sharon Davis
Diagramación: Sharon Davis

Otros recientes libros del autor:
How Not To Be Lonely
How Not To Be Lonely . . . TONIGHT (FOR MEN)
New Father's Baby Guide
All About Cruises
Willie The Wisp
The Millionaires Are Coming!

Primera impresión Marzo de 1998
Segunda impresión Abril de 1998
Tercera impresión Mayo de 1998
Cuarta impresion Junio de 1998
Quinta impresión Julio de 1998
Sexta impresión Agosto de 1998
Septima impresión Octubre de 1998
Versión en Español Enero de 1999

Copyright @ February 1998
Swan Publishing
Library of Congress Catalog Card #98-88369
ISBN 0-943629-38-1

PIERDA GRASA MIENTRAS USTED DUERME, está disponible con descuentos por cantidad a través de Swan Publishing, 126 Live Oak, Alvin, TX 77511 (281) 388-2547 o Fax: (281) 585-3738 o e-mail: swanbooks@ghg.net

Impreso en los Estados Unidos de América.

NOTA DEL TRADUCTOR

Conocí a Pete Billac en una conferencia que dió en Atlantic City. Quedé tan impresionado por su encanto, energía y la enorme calidad humana que irradia que me ofrecí a colaborar con la traducción de este libro para ponerlo al alcance de los lectores de habla hispana.

Es que creo que cuando uno encuentra algo muy bueno en la vida, junto con ese don recibe la obligación de compartirlo con sus semejantes. De no hacerlo así, no lo merece.

Lo que usted va a leer en este libro no se refiere a un nuevo producto o a una nueva dieta. Es mucho más que eso. Es un nuevo **concepto** en el campo de la salud y el control del peso corporal Y realmente **funciona**. Puedo decirlo con total convicción porque yo mismo soy uno de los cientos de miles (quizás millones) beneficiados por este "milagro".

Toda mi vida estuve luchando con la obesidad. Conozco perfectamente los sacrificios y privaciones que hasta ahora había que hacer para tratar de adelgazar y la frustración de ver cómo, una tras otra, las dietas fracasaban y yo terminaba recuperando la grasa perdida y un poco más.

Hoy **mi vida** ha cambiado. Sin hacer dieta ni modificar mis hábitos, he bajado casi 60 libras, mi cuerpo luce tan diferente que algunas personas no me reconocen y me siento tan fuerte y saludable que parece que me hubieran quitado 20 años de encima. Y tengo el privilegio de haber servido como vehículo para que miles de personas como yo estén viviendo una vida más saludable y feliz con **menos grasa** en sus cuerpos.

Lea este libro con atención, **podría cambiar su vida**, como ha cambiado tantas otras.

Luis Morales

INTRODUCCION

Soy autor y editor. Contando todo, lo que he escrito y editado, he publicado entre 400 y 500 libros en mi vida. Este es probablemente el libro más importante que he escrito. Déjenme decirles por qué.

En cada libro que escribo o publico, mi principal propósito es ayudar o entretener, de ser posible ambas cosas. Siendo altruista por naturaleza, yo quiero ayudar a otros. Si en mi investigación encuentro algo de gran beneficlo para una inmensa mayoria, me apresuro a decirles sobre eso. Este es el caso con este libro.

Mientras estoy escribiendo estas palabras, mi excitación crece; no puedo esperar para terminar este libro y darlo al mundo. Pienso que he descubierto una verdadera **solución milagrosa** para hacer que la gente tenga una vida más saludable, y por consiguiente más feliz.

Además, la manera en que esto puede hacerse es tan simple, tan fácil, tan lógica que beneficia casi a todos. Es absolutamente la manera **más fácil** y con **menos esfuerzo** de liberar a su cuerpo del exceso de grasa y pulgadas. Liberarse del exceso de grasa ayuda al cuerpo a sanarse solo.

Vamos a *mencionar* solamente las dietas, ya todos sabemos que ¡las DIETAS NO FUNCIONAN! Esto no es una dieta. Este es un plan sensato, brillante que le permite hacer lo que usted ha estado haciendo y a la vez sentirse bien y lucir bien y permite a su cuerpo ayudar al plan de la naturaleza.

INDICE

Lo que usted esta a punto de leer en este libro es, en mi opinión, EL plan y el producto más asombrosos de pérdida de grasa en la historia de la humanidad. Yo he investigado centenares de afirmaciones relacionadas con dietas y planes de cómo perder peso. Este producto no es nada de eso. No queremos perder peso, queremos perder exceso de GRASA en el cuerpo y en consecuencia pulgadas, dando como resultado un nivel de energía más alto y volviéndonos más saludables. El cuerpo se repara maravillosamente por sí mismo una vez que lo liberamos de ese exceso de grasa.

Capítulo 1

EL SECRETO PARA PERDER GRASA

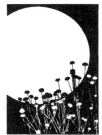

Hace aproximadamente 12 años un íntimo amigo mío, el Dr. Robert M. Schwartz, escribió un libro titulado LAS DIETAS NO TRABAJAN. Cinco años después escribió otro libro titulado LAS DIETAS TODAVIA NO TRABAJAN. Los dos libros fueron bestsellers. ¿Y por qué no? TODOS queremos saber cómo perder peso y mantenerlo bajo, pero las dietas no son la respuesta. ¿No es cierto?

En 1992 recibí un manuscrito de otro amigo, Lee Leva, que había estado en el negocio de los clubes de salud la mayoría de su vida. Lee sacó un producto llamado FIT & SLENDER, un batido en polvo con sabor a chocolate o vainilla que es fabuloso. Yo todavía lo tomo tres o cuatro veces por semana como un substituto del desayuno. Contiene una variedad de vitaminas y minerales. Lo mezclo con agua, cola de dieta, un poco de hielo, yogur de vainilla y un plátano (banana). Es delicioso.

Para que los ingredientes de esta bebida

puedan quemar la grasa más eficientemente hay que *hacer ejercicios*. ¡Que novedad!¿No es cierto? Todos sabemos que el ejercicio es esencial para ponerse o para permanecer fuerte y para entonar nuestros músculos. Pero, ¿y si no podemos hacer ejercicios? ¿Qué pasa con mi amiga que tuvo polio en 1954? ¿Cómo puede *ella* hacer ejercicios? ¿Cómo puede *ella* quemar grasa?

Yo tengo una cantidad de amigos perezosos ¿y ustedes no? Algunos que simplemente *no creen* en hacer ejercicios, otros que están tan ocupados que no pueden tomarse el tiempo para hacerlo, y otros que absolutamente odian hacer ejercicios. ¿Cuál es la respuesta para aquellos que se niegan a contar calorías y hacer ejercicios? ¿Se van a poner más y más gordos cada hora? La presión de su sangre y su colesterol se están yendo por las nubes, pero ellos no van a hacer ejercicios ni modificar sus hábitos alimenticios hasta que un doctor les advierta que van a morir si continúan sin hacer nada al respecto.

Aproximadamente hace tres años dos doctores en medicina me enviaron un manuscrito que nunca publiqué porque fué escrito *por* doctores y *para* doctores, repleto de terminología médica que la mayoría de las personas no hubieran entendido. Pero me llamó la atención y lo leí cuidadosamente, luchando con las "palabras médicas." Las palabras que sí entendí fueron *Modificación del Comportamiento.*

Ellos eran partidarios de comer las comidas correctas la mayoría del tiempo para poder perder peso y poder mantenerlo bajo. No hacer dieta, ni dejar de comer, simplemente comer porciones pequeñas y acostumbrarse a evitar las comidas con alto nivel de azúcar o aceite. Y por supuesto, hacer ejercicios.

Aconsejaban evitar las comidas fritas o grasosas, dulces y helados y contar los gramos de grasa y las calorías de todo lo que uno come. ¿Pero quién hace todo eso?

Es como con las máquinas de hacer jugos. Usted empieza con las mejores intenciones del mundo pero pronto se cansa de tanta dieta líquida. No es divertido alimentar esa ruidosa máquina con frutas y vegetales y menos limpiarla después. Y usted *debería* ser capaz de cultivar el gusto por la espinaca, zanahoria y jugo de apio para no sentir que se atraganta cuando lo bebe.

Sentarse a la mesa para cenar con un vaso grande de una "sustancia" verde y amarilla no es agradable para todos y el tema de conversación usualmente se centra alrededor del tomador de jugos que no es invitado a salir a comer muy a menudo.

Cenar fuera es divertido. En la mayoría de las primeras citas el programa es cenar y una película, ¿verdad? No recuerdo una sola línea de un libro o una película que diga: "Vamos a hacer dieta y después a ver una película." Las comidas son *reuniones sociales* de amigos o familia, donde se hace una visita y se come.

Entonces, ¿qué es lo que tenemos hasta ahora? Personas que están en buen estado físico, que hacen ejercicio varias horas al día por lo menos tres días a la semana, y comen (o beben) comidas aburridas. También tenemos aquellos que están deprimidos y comen, comen y **comen**, y pronto lucen como si hubieran sido inflados con crema en la tienda de donas. Y no se olviden de aquellos que tienen cinturas, caderas y muslos cada vez más anchos, que *ninguna cantidad* de ejercicio podrá borrar a menos que adopten un régimen de comer las comidas correctas y hacer ejercicios por el resto de sus vidas.

Y por supuesto, están los envidiables que comen todo lo que quieren y *nunca* aumentan de peso. A nosotros nunca nos caen *realmente* bien, ¿verdad? Pueden llenarse de toda clase de comida y romper todas las reglas y mantienen sus cinturas estrechas y un físico envidiable.

Entonces, ¿cuál *es* la respuesta? ¿Qué puede hacerse sobre la alta presión, el aumento del nivel del colesterol, el sentirse siempre cansado y el siempre creciente aumento de grasa? Usted incluso podría *pesar igual* que cuando iba a la universidad o cuando lo dieron de alta del servicio militar, o un año más o menos después de dar a luz a su primer o segundo niño, pero con ese mismo peso estar usando ropa más grande que antes.

¡Enfrentémoslo! Somos muy perezosos ¿y por qué no? Estamos constantemente incitados por la televisión con anuncios de deliciosas comidas que son totalmente tentadores. En las carreteras vemos grandes letreros que llegan hasta el cielo, que nos hacen reducir la velocidad y mirar las bellísimas fotos a todo color de comidas que son demasiado atractivas para pasarlas por alto, y que podemos obtener rápidamente y comer mientras manejamos.

ESTADISTICAS Y GRASA DEL CUERPO

Las estadísticas dicen que estamos perdiendo la batalla por la pérdida de peso porque más de ⅓ de los norteamericanos tienen sobrepeso; 37.4 millones de nosotros tenemos un sobrepeso del 35% o más. ¡En promedio estamos ocho libras más pesados que hace 15 años!

Han pasado más de 20 años desde que empezó la revolución de la aptitud física. Vamos a gimnasios, comemos saludablemente, tomamos suplementos y gastamos más de 40 mil millones de dólares por año en pérdida de peso y aptitud física, solamente para vernos y sentirnos bien. Pero, no está funcionando. Todavía tenemos un mundo compuesto en su mayoría por personas con sobrepeso que podrían ser más saludables si pudieran librarse de ese exceso de grasa en el cuerpo.

Si, mire a su alrededor a las personas que están con sobrepeso y si usted les pregunta, tendrán una lista de achaques que mencionar. ¿Por qué? ¡Porque estar gordo no es saludable! Las personas con severo sobrepeso corren el doble de riesgo de contraer cáncer, tres veces el riesgo de una enfermedad del corazón y hasta cuarenta veces el riesgo de desarrollar diabetes. Y de alguna extraña manera no sólo estamos perdiendo nuestra salud física sino también nuestro bienestar emocional. Llevamos encima la carga de 10 o 15 libras de más y pagamos el precio con cada bocado de comida. ¿Por qué está pasando esto?

Bueno, no es completamente nuestra culpa. El *mundo* ha cambiado y *nosotros* debemos adaptarnos. Nuestros cuerpos fueron hechos para consumir más calorías a lo largo del día. La tecnología moderna y nuestro estilo de vida sedentario han creado este dilema. Vamos a todas partes en automóvil y raramente caminamos. Hemos llegado al punto que hasta el hecho de caminar presenta muchos peligros.

Si queremos ejercitarnos dando una caminata por el vecindario ya no tememos que nos pueda atacar un perro; este es un miedo del pasado que ahora es una de nuestras menores preocupaciones. Ahora nos preocupamos por la posibilidad de recibir una bala perdida o de que algún loco nos pueda secuestrar. Realmente el mundo ha cambiado y nosotros debemos aprender a sobrevivir en él y EL EXCESO DE GRASA es un peligro silencioso pero siempre presente.

Debido a este exceso de grasa en el cuerpo nos sentimos flojos, desarrollamos síntomas de reumatismo, nuestro nivel de colesterol aumenta, la presión de nuestra sangre sube, y nuestro cuerpo no tiene oportunidad para autorrepararse. Entonces, ¿qué hacemos la mayoría de nosotros? ¡Hacemos dietas! Hablemos sobre las dietas por un momento.

DIETAS

No voy a intentar "aporrear" a todas las dietas, libros de dieta, casettes de dieta, videos de dieta, o doctores de dieta. Solamente voy a hacer un llamado a su experiencia y lógica.

Con la mayoría de las dietas, se pierde peso por inanición o por privación. **Inanición** significa simplemente comer menos calorías. **Privación** significa escoger ciertos grupos específicos de comida y eliminar otros para cambiar la manera en que el cuerpo asimila la grasa. En teoría eso funciona, pero al final, el cuerpo se toma su venganza.

A menos que usted adopte esta dieta **para siempre**, no le hará nada bueno. Su cuerpo está *acostumbrado* a lo que usted ha estado comiendo durante años y si ahora lo cambia, su cuerpo se resiste. (*¡Perder* peso no es el mayor problema, el problema es *mantenerse!*)

DIETA BAJA EN CALORÍAS

Vamos a explorar una dieta de bajas calorías. Esta es específicamente una dieta de inanición. Desde que usted está cambiando la cantidad de energía disponible en términos de ingestión de calorías, su cuerpo empieza inmediatamente a buscar otras fuentes de energía y, como no encuentra ninguna, empieza a convertir en energía los carbohidratos disponibles que usted tiene en lugar de hacer proteína como se supone que debería.

Habiendo agotado los carbohidratos, su cuerpo empieza a reducir la *síntesis* de proteína (el proceso de hacer un compuesto a partir de sus elementos o compuestos más simples) para conservar energía. ¡El resultado es una **PERDIDA DE MASA DEL CUERPO**! Usted podría decir: ¿Quién dice entonces que una dieta de bajas calorías no funciona? Pero lo que pasa es que además de grasa esta pérdida de peso es también pérdida de **músculos, tendones y ligamentos**.

Y su cuerpo empieza a enviarle signos de peligro, como fatiga, irritabilidad, y pérdida de concentración. Y sus amigos (aquellos que siempre le dicen la verdad) le dirán: "¡Dios, has bajado de peso *pero te ves muy mal*!" Y usted sabe que están en lo cierto porque usted también *se siente muy **mal**!*

Entonces usted abandona esta dieta de bajas calorías sólo para sentirse mejor. En este momento es cuando su cuerpo le grita de nuevo "Ya era tiempo, perdiste un 30% de nuestra masa muscular y un 50% de nuestras reservas de energía."

Por consiguiente usted come **más** calorías para reconstruir lo que perdió pero *el cuerpo agrega automáticamente unas libras extras* para reservar energía y estar preparado para otra de sus imprudentes decisiones de hacer dieta.

DIETA BAJA EN GRASA

Ahora usted quiere probar una dieta de poca grasa. ¡Una **repentina disminución** en el consumo de grasa significa que su dependencia de carbohidratos y proteínas tiene que **subir**! Grasa, carbohidratos y proteínas son de primera necesidad en nuestra existencia. ¡Una dieta baja en grasa es una dieta de privación!

Las calorías que utilizamos para energía provienen de azúcares que están almacenados en el cuerpo en forma de grasa, por lo tanto, si se le quita la grasa, el cuerpo se dirige a los carbohidratos para obtener energía. Aquí es donde usted pierde de nuevo. Permítame explicarle.

Cuando usted restringe la grasa, su cuerpo empieza a consumir carbohidratos. Al disminuir los carbohidratos, el cuerpo es obligado a crear más grasa, lo cual provoca que la acumulación de grasa en el cuerpo aumente. Entonces, en esencia, una dieta baja en grasa *¡lo hace engordar!*

DIETA BAJA EN CARBOHIDRATOS

Una dieta baja en carbohidratos obliga al cuerpo, en la mayoría de los casos, a conservar la energía en forma de grasa que ya tiene. De no ser así, tendría que empezar a usar proteína como fuente de energía, lo que es muy ineficaz para el cuerpo. Cuando los carbohidratos están en los niveles mínimos, el cuerpo empieza a usar la grasa. Entonces eventualmente recurre a la proteína para retener la apropiada energía que necesita ¡y usted empieza a **perder peso**! ¿Buenas noticias? No realmente.

Porque la pérdida de proteína también **reduce la masa muscular** y la habilidad del cuerpo para reconstruirse y repararse por sí mismo. Entonces, además de grasa, lo que usted está perdiendo es músculo *y esa no es una muy buena idea*. Intentemos algo más.

DIETA ALTA EN PROTEINAS

¡Esta es la dieta **MENOS DESEABLE** que usted puede hacer! La teoría es que requiere más energía digerir proteínas que carbohidratos o grasa. Por consiguiente, usted pierde peso al quemar más calorías en el proceso de la síntesis de las proteínas.

Pero, a menos que usted tenga un tipo raro de cuerpo que pueda manejar este metabolismo de exceso de proteínas, al aumentar la síntesis de proteína usted produce un exceso de *toxinas* que no pueden ser filtradas por los riñones lo suficientemente rápido y el resultado podría ser piedras en los riñones, mal aliento o *toxemia*. (Toxemia es una condición de envenenamiento de la sangre, especialmente envenenamiento causado por bacterias transportadas a través del torrente sanguíneo desde un foco infeccioso.)

En pocas palabras, TODAS LAS DIETAS SON DAÑINAS PARA EL CUERPO si provocan inanición o lo privan de lo que es natural para él. En las últimas décadas, toda clase de dietas han salido al mercado y todas decían ser "la" respuesta. Si eso es así, ¿dónde están ahora y por qué siempre estamos probando dietas nuevas?

Sin embargo, la tecnología moderna, junto

con la Madre Naturaleza, nos han dado la **solución** que todos hemos estado esperando. Es un nuevo concepto en el campo de la pérdida de peso. ¡Hablemos sobre eso porque posiblemente pueda cambiar (o salvar) su vida!

****

En la página siguiente hay una fotografía de *antes y después* del Dr. Mark Evans. Su testimonio no es tan profundo como los otros miles que tengo en mis archivos, pero yo presiento que la mayoria, aquellos que necesitan perder simplemente "algo" de peso, pueden identificarse con el Dr. Evans: "En 12 semanas perdi sólo 14 libras, pero **24 pulgadas** en total; cuatro de mi cintura exclusivamente. Yo había intentado otros productos y planes para poder adelgazar y NINGUNO trabajó! Siempre volvía a engordar."

"Como psicólogo he tratado durante años con pacientes que tienen problemas de peso. Este sistema ha demostrado ser la herramienta más eficaz para proporcionar salud física y mental. Funciona en casi todos cuando se sigue correctamente."

Al ver sus fotografías le pregunté a Mark: "¿Sólo 14 libras? Luce como si fueran aproximadamente 40." Este es un ejemplo perfecto en el que el músculo reemplazó la GRASA. Mire la diferencia del TAMAÑO de su pecho y estómago.

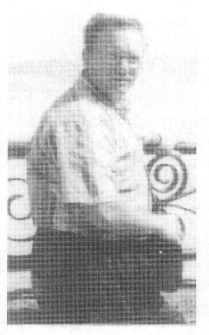

Antes

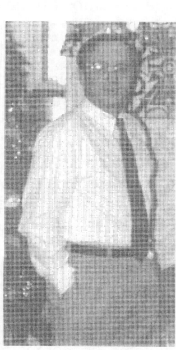

Después

Capítulo 2

SOLUCION MILAGROSA

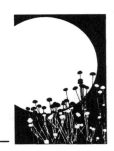

Aproximadamente a fines de la década de los setenta, Michel Grisé, un brillante formulador canadiense, estaba trabajando en Montreal, Quebec, Canadá. Un veterinario amigo suyo, que trabajaba para el departamento de Agricultura de Canadá, le pidió que formulara un suplemento alimenticio que ayudara a reducir grasa en las gallinas.

Quizás usted ha visto esas "fábricas de huevos", donde las gallinas están herméticamente encerradas en jaulas donde reciben comida y agua, permaneciendo así hasta que ya no pueden producir huevos. Estas gallinas, al no poder hacer ejercicio, se ponían gordas y desarrollaban lo que se llama *Sindrome del higado graso.* Su producción de huevos disminuía dramáticamente mucho antes de que su época natural de poner huevos se terminara.

Era imposible (ciertamente impráctico) que estas gallinas hicieran ejercicio. Debía haber una manera de hacer desaparecer la grasa para que empezaran a poner huevos normalmente sin salir de sus jaulas.

Entonces desarrollaron una fórmula seca de aditivos y la mezclaron con el alimento de las gallinas. ¡En cinco días, la grasa del cuerpo de las gallinas _se redujo_ y la producción de huevos **subió**! Las industrias canadienses de producción de carne, pollos y leche también probaron esta fórmula y experimentaron los mismos resultados. Entonces fué cuando realmente comenzó la **_gran_** noticia.

Michel notó que él estaba pesando 30 libras de más y fué a ver a su doctor, quien lo puso en una dieta de 1,200 calorías por día. No funcionó. "Esta, por supuesto, era una tarea imposible," dice Michel sonriendo. "Yo estaba viajando por lo menos tres días por semana y tenía que comer comida de hotel. ¿Cómo se puede comer no más de 1,200 calorías por día? Yo no estaba rebajando nada. ¡Entonces, el doctor sugirió una dieta de 800 calorías al día!"

"Debido al impresionante éxito del producto que había usado en las gallinas, decidí modificar la fórmula convirtiéndola en un líquido y probarla en mí mismo."

"Simplemente tomando una cucharada de esta nueva solución y un vaso de agua con el estómago vacío todas las noches inmediatamente antes de dormirme, perdí grasa y peso y gané más tono muscular. En cinco semanas bajé 20 libras y desaparecieron dos pulgadas de mi cintura. Aumenté casi dos pulgadas en mis hombros. ¡**Sin** hacer ejercicio ni **modificar** mis hábitos alimenticios!"

Entonces Michel decidió ofrecer el producto a otros. Los resultados fueron espectaculares. "Esto empezó en 1983. En los pocos años siguientes," agrega Michel, "miles de personas perdieron grasa y pulgadas mientras conservaban y ganaban masa muscular. Y hasta ahora, *decenas de miles* han experimentado los mismos resultados." Michel dió a su descubrimiento el nombre **CALORAD®**.

Con la ayuda de un especialista en obesidad de Montreal, se condujo el primer *estudio clínico* consistente en hacer una prueba en 354 pacientes durante 90 días. Ni sus hábitos de dieta ni sus hábitos de ejercicios fueron alterados.

EL PORCENTAJE DE EXITO FUE UN
SORPRENDENTE 86%

AQUI TENEMOS LAS CONCLUSIONES

152 de los 354 tuvieron resultados en 1-30 días. (42%)
76 de los 354 tuvieron resultados en 30-60 días. (21½%)
77 de los 354 tuvieron resultados en 60-90 días. (22½%)
49 tuvieron pocos o ningún adelgazamiento apreciable. (14%)

(En esta prueba hubo **otros** beneficios aparte de perder peso. En los testimonios del capítulo tres figuran algunos de ellos.)

ESTAS SON LAS SIMPLES INSTRUCCIONES

✔Tome una medida (15 ml.) de Calorad® y ocho onzas de agua con el estómago VACIO exactamente antes de apoyar su cabeza en la almohada para dormir.

✔Su ULTIMA comida debe ser por lo menos tres horas antes de tomar Calorad®.

✔Esto también significa no ingerir ningún bocadillo ni bebidas (solamente se puede beber agua) durante esas tres horas antes de cerrar sus ojos para dormir, no mire televisión ni se ponga a leer etc. después de tomar su Calorad®.

¿Esto suena muy difícil para usted? Recuerde,
SIN DIETA y SIN EJERCICIO.

En 1984 Rena Davis, una renombrada nutricionista, supervisó en su clínica de St. Helens, Oregón, a 300 pacientes (de edades entre 17 y 77 años) a los que se les dió Calorad® por un período de un año. Estas fueron **sus** conclusiones:

▸ El promedio mensual de pérdida de peso en un año fué de **9 libras de GRASA, con una reducción de 3.75 pulgadas por mes.**

▸ Los pacientes **NO** fueron puestos en una dieta de restricción de calorías. (En otras palabras, siguieron comiendo lo mismo que comían antes del estudio.)

▸ Se usó medición HIDROSTATICA del peso para determinar la PERDIDA DE GRASA EN EL CUERPO y el DESARROLLO DE MASA MUSCULAR MAGRA.

▸ NO les fué requerido a los pacientes hacer ejercicios.

▸ 36% del grupo ganaron MASA MUSCULAR MAGRA.

⏩ Se demostró que Calorad® es confiable y seguro.

⏩ Los únicos efectos colaterales fueron POSITIVOS.

La misma Rena Davis tomó Calorad® después de dar a luz un niño y perdió 38 libras. Ella reporta sus conclusiones:

"¡Estos resultados fueron establecidos *hace mucho más de 13 años*! Desde entonces, decenas de miles de personas han logrado impresionantes resultados usando Calorad®. ¿Todo esto suena demasiado bueno para ser verdad? Yo dije eso antes de revisar la información y comprobarlo por mí misma. ¡Los resultados han sido fenomenales! ¡Es demasiado bueno para no compartirlo con ustedes!"

EL PLAN

Tome una medida de Calorad® como se recomienda y viva su vida normal. **¡Eso es todo!** ¿Entienden? **¡ESO ES TODO!** Calorad® trabaja mientras usted duerme. ¡Calorad® trabaja con o sin fuerza de voluntad! ¿Puede haber algo más simple? Cuando pierda grasa, usted lucirá muy bien y tendrá más energía y vitalidad.

Y, como la grasa es 22 veces más voluminosa que el músculo, usted pierde **PULGADAS**! Yo sé que esto es demasiado fácil, ¿no es verdad? ¡Pues sí! Yo no lo creí cuando me lo presentaron por primera vez. ¡Pero **FUNCIONA**!

ENTENDIENDO CALORAD®

Muchas personas van a probar *cualquier cosa* para perder peso. Entonces, ¿por qué no *PROBAR* Calorad®? Es fenomenal y traerá una vida más saludable prácticamente a todos los que lo tomen. Pero Calorad® no lo puede hacer todo por sí mismo. No es una licencia para comerse un pastel entero o ir a uno de esos lugares *todo-lo-que-usted-pueda-comer* y atiborrarse de comida hasta que sienta que desquitó su dinero! Es meramente una *mejor manera de metabolizar la grasa* de acuerdo al plan de la naturaleza.

Por ejemplo, cuando somos niños producimos grandes cantidades de hormona de crecimiento que hace al cuerpo convertir y metabolizar la energía acumulada y producir músculos, tendones, y ligamentos para nuestro crecimiento.

Cuando somos adultos, la producción de hormonas se hace más lenta, dándonos la opción de realizar la misma tarea usando colágeno en cambio. ¡Pero **no todos** los productos de colágeno hacen el mismo trabajo que hace Calorad®! Calorad® es una fórmula *con* colágeno como ingrediente primario. Ahora entendamos algo más sobre . . .

COLÁGENO

El colágeno proviene de productos de origen animal, normalmente de los tejidos conectivos de la carne. El colágeno es esencial en la formación de fuertes músculos, tendones, ligamentos, piel, uñas y pelo. La **falta de colágeno** hace que la piel cuelgue, que se formen arrugas, que se rompan las uñas . . . Se desarolla una debilidad general simplemente porque el cuerpo no puede repararse apropiadamente.

El colágeno se usa en la síntesis de proteínas en combinación con la fuente de energía (*grasa*) para producir las necesarias proteínas que el cuerpo necesita para reparar los músculos, ligamentos y tendones. Ahora que tenemos colágeno, veamos cómo el cuerpo hace el trabajo.

Casi toda la reparación del cuerpo tiene lugar durante la fase *Alfa*, las primeras horas del ciclo cerebral del sueño. Este proceso involucra el cambio que hace el cuerpo desde un estado cerebral de vigilia que tiene lugar durante el día a un estado de descanso, reconstrucción y rejuvenecimiento durante el sueño.

Durante este periodo, nuestro organismo usa el colágeno disponible y otros nutrientes vitales y los convierte en nuevos materiales del cuerpo. El proceso requiere cantidades enormes de energía calórica para llevarse a cabo y es por eso que uno puede despertarse con unas libras menos. Lo que pasa es que el individuo *quema* algunas calorías en el proceso del metabolismo para hacer nuevas reparaciones al cuerpo durante el sueño. Por consiguiente, si uno tiene deficiencia de colágeno, no puede quemar grasa y reparar el cuerpo eficazmente.

Ahora, tan maravilloso como es Calorad®, no debe ser usado como un reemplazo de la comida; usted necesita comer tres comidas regulares por día con la ingestión normal de 2,000 a 2,500 calorías.

Si usted ya hace ejercicios, no hay ninguna necesidad de aumentarlos porque estará quemando más calorías en su metabolismo. Pero si usted empieza a hacer ejercicios, o los aumenta, *por supuesto* tendrá un efecto más rápido en su cuerpo.

Para ayudar al cuerpo a remover las toxinas

y trabajar más eficazmente, usted debe beber de
8 a 10 vasos de agua por día. En realidad, todos
deberíamos beber esta cantidad de agua de todas
maneras. El agua es el limpiador universal.

Hace una docena de años, un buen amigo
me aconsejó dejar de beber té helado con mis
comidas, por su contenido de ácido tánico, que
podría producirme piedras en la vesícula o en los
riñones. Me sugirió tomar agua con un poco de
jugo de limón. No sabía si lo que él decía era
correcto pero lo escuché: de todas maneras es
más barato. Sí sé con toda seguridad que cambia
(tal vez mejora) el sabor del agua.

Una onza de jugo de limón (más o menos el
jugo de un limón mediano) suministra al cuerpo 13
miligramos de vitamina C, aproximadamente el
22% del RDA para los adultos. Yo lo tomo todo el
tiempo.

El limón en agua es saludable; es un
neutralizador. Balancea el equilibrio del pH en el
cuerpo. Entonces, evite el té helado, el café y las
sodas, y tome agua con un poco de limón.

Inmediatamente antes de dormirse, tome
una medida (2 onza, 15 ml.) de Calorad®.
Manténgala bajo la lengua todo el tiempo que
pueda antes de tragarlo y tome un vaso de ocho
onzas de agua. O, si no le gusta el sabor, lo puede

mezclar con el agua. Recuerde que usted quiere aprovechar **el principio** del ciclo Alfa de su sueño. No hay ninguna necesidad de tomar más cantidad de Calorad®, es suficiente con una dosis de 15 ml.

Y, *tenga el estómago vacío.* **No coma ni beba absolutamente nada** (solamente agua) **por lo menos tres horas ANTES** de tomar su Calorad® y el vaso de agua (cuatro horas después de una comida completa si su proceso digestivo es lento).

Por último, es necesario que usted comprenda que todo el programa se basa en un plan de **3 meses**. Todos somos diferentes y los resultados personales varían. Además, la naturaleza trabaja mejor a través del tiempo. A muchos de ustedes les tomó años acumular la gordura, es absurdo pensar que puede desaparecer de la noche a la mañana. No podemos apresurar a la Madre Naturaleza.

Recuerde, usted está ayudando a su cuerpo a hacer lo que debe hacer **naturalmente**. Usted no está haciendo una dieta, está ayudando a su *función metabólica.* ¡LAS DIETAS NO FUNCIONAN!

¿QUE ES *CALORAD®*?

Calorad® es un suplemento de *comida* que tiene 14 calorías, cuatro gramos de proteína, cero gramos de grasa, y un gramo de carbohidratos por cada medida. El colágeno de Calorad® se extrae de colágeno bovino con certificación de salud. Cada partida de colágeno es inspeccionada por el gobierno canadiense y adicionalmente por laboratorios de análisis privados.

A diferencia de otros productos de colágeno que hay en el mercado, Calorad® es el resultado de **un proceso muy específico de extracción** descubierto por Michel Grisé, el canadiense que creó Calorad®. Michel desarrolló una combinación específica de aminoácidos que es la clave del gran éxito que tiene Calorad®. En realidad Calorad® tiene una cierta *magia* en su formulación que muchos practicantes de salud describen como, "El más asombroso suplemento nutricional que ha existido."

Calorad® está siendo usado por muchos consumidores como un producto para pérdida de peso o de pulgadas. Para aquéllos que tienen exceso de grasa, ayuda a la creación de **tejido muscular magro**, el cual asiste al cuerpo para quemar azúcares y grasas más eficientemente.

Calorad® no estimula, no priva de alimento, ni *engaña* al organismo para hacerlo perder peso. No requiere contar calorías, hacer una dieta restrictiva, ni hacer ejercicios. Esta novedosa fórmula alimenta al cuerpo con un suplemento de proteína-colágeno. El resultado es que el cuerpo se despoja del exceso de grasa y toxinas ¡**naturalmente!** Calorad® mantiene la masa muscular y facilita la pérdida de GRASA, haciendo que la persona pierda pulgadas. La mayoría reduce una talla de pantalón o vestido antes de bajar una sola libra. Algunos van a perder peso y pulgadas la primera semana, mientras que otros no lo harán hasta el fin del tercer mes, y unos pocos, nunca.

Calorad®, como dije anteriormente, tiene un porcentaje de éxito comprobado. La formulación está diseñada para proporcionar un combustible de alta bio-disponibilidad que cada cuerpo utiliza según sus necesidades individuales. Por eso es que no **todos** los que tomen Calorad® verán resultados inmediatos. El cuerpo puede estar usando los componentes de aminoácidos derivados del colágeno de Calorad® para reparar tejidos conectivos dañados u otros desórdenes en vez de usar el producto para facilitar el aumento del metabolismo de grasas o incrementar la creación de músculos en el cuerpo.

Sin embargo, se ha demostrado que Calorad® produce resultados beneficiosos en unas 8 de cada 10 personas **cuando lo usan por 90 dias**. Pruébelo durante un mes si usted lo desea, pero **la verdadera prueba** es tres meses.

Para los que están por debajo del peso normal o en buena condición física, Calorad® ayuda al cuerpo a ganar tono muscular y puede usarse para aumentar el nivel de energía, resistencia y vitalidad. Físico culturistas y atletas están consiguiendo excelentes resultados al usar Calorad® antes de los entrenamientos. Consumidores con un amplio espectro de problemas de salud están encontrando que esta fórmula de bienestar alimenta al cuerpo con la comida perfecta.

Por ser Calorad® tan seguro y efectivo, y **no** requerir peligrosas restricciones de calorías, una multitud de quiroprácticos, naturópatas, y doctores en medicina lo están utilizando personal y profesionalmente como parte de sus programas de salud.

LOS EFECTOS COLATERALES DE **CALORAD**®

Uno de los efectos colaterales más **sorprendentes** que hemos encontrado es, precisamente, la *pérdida de peso.* El efecto primordial de Calorad® es estimular al cuerpo para reconstruir músculos, tendones, y ligamentos. Y como este proceso no interfiere con ninguna otra función corporal, no tiene interacción con ninguna medicina. Puede tener un efecto **positivo** en el colesterol y en diabéticos.

Como una medida de precaución, mujeres embarazadas o en lactancia no deben tomar Calorad®. Y consulte a un profesional de la salud antes de dárselo a niños prepúberes. La razón para esto es que ambas condiciones involucran una gran cantidad de hormonas de crecimiento.

Cuando uno empieza a tomar Calorad®, al principio puede experimentar un ligero AUMENTO de peso! ¿Por qué? Porque el músculo pesa más que la grasa y la conversión inicial de grasa a músculos puede resultar en un momentáneo aumento de peso. Pero no se preocupe, muy pronto esto se revierte y toma la dirección opuesta.

Si usted no parece estar bajando de peso después de los primeros 30 días, recuerde que el objetivo es *convertir* grasa en músculo por metabolismo y síntesis proteínica. Su cuerpo puede escoger cambiar su apariencia primero. Por eso es que yo le recomiendo que juzgue los efectos de Calorad® con una cinta métrica, o por cómo le queda ahora su ropa, y no por la balanza. La baja de peso tendrá lugar en el momento adecuado, cuando todo esté bien y listo, y no antes. Lo realmente importante es PERDER PULGADAS Y SENTIRSE MEJOR. Es por eso que se recomienda un **programa mínimo de tres meses**.

A veces la pérdida de peso puede ser muy súbita y espectacular. Pero no se preocupe por eso. Su cuerpo está haciendo lo que es absoluta- mente natural para sí mismo. A diferencia de las "dietas de choque", al perder grasa por metabo- lismo simplemente *se usa* la grasa sin perjudicar al cuerpo.

LOS QUE NUNCA PUEDEN BAJAR DE PESO

Hay personas que, no importa la que hagan, NUNCA bajarán de peso. La razón (o razones) es:

✔Un mal funcionamiento de la glándula tiroides. La glándula tiroides controla TODO EL METABOLISMO DEL CUERPO. Si usted sospecha un problema de tiroides, es recomen- dable que visite a su médico *antes* de empezar cualquier programa para perder peso. Cuando la medicación tenga controlada su tiroides, *entonces* empiece a tomar Calorad®.

✔Debido al uso extensivo de antibióticos y drogas en este país, hemos cambiado la química natural del cuerpo y la flora intestinal. Por consiguiente, todas las bacterias y microbios **buenos y necesarios** para el cuerpo han sido reducidos. En algunos casos han sido destruídos. Esto ha llevado a una silenciosa infestación de una clase de hongos conocida como *Candida Albicans.*

La cándida es totalmente devastadora para el cuerpo y sólo ocurre cuando las bacterias buenas del cuerpo no están presentes para mantener los hongos bajo control. La cándida es una causa muy común de infecciones vaginales o sarpullidos de la piel, pero los efectos ocultos son mucho más devastadores.

Los hongos cubren el estómago, el intestino y otros órganos con una capa espesa de mucosidad. Esta mucosidad detiene la efectiva transferencia de nutrientes fuera y dentro del cuerpo. Por consiguiente, usted *come* comida pero *absorbe* muy poco de ella. El resultado es que siempre se siente hambriento y, eventualmente, puede comer demasiado causando acumulaciones excesivas de grasa.

La cándida es una verdadera pesadilla de la cual no es fácil librarse. No hay ninguna medicina que efectivamente la erradique; sólo la controlan. Si usted tiene estos hongos en su sistema, se hace muy difícil conseguir controlar el peso. Esto significa que usted no sólo nunca bajará de peso, sino que, no importa lo que haga, probablemente ganará unas cuantas libras por año.

Pero, también hay una respuesta a **ese** problema. Se llama . . .

AGRISEPT-L®

Además de Calorad® Michel Grisé fué un paso más adelante y formuló Agrisept-L®, una mezcla sinérgica extraída de los cítricos, de propiedades naturales **anti-virales, anti-bacteriales y anti-hongos**. Esta fórmula biológica se desarrolló a partir de las semillas de toronjas, limones y mandarinas y ayuda a eliminar del cuerpo todas las bacterias y microbios indeseables.

No es tóxico y ha demostrado en los exámenes de sangre ser de mucha ayuda contra el excesivo crecimiento de Candida Albicans, como un tratamiento preventivo que domina el hongo y ayuda al cuerpo a bajar de peso.

¡Agrisept-L® ayuda a resolver el problema de **CANDIDA**, además de **HERPES, SALMONELLA, PARASITOS, HONGOS, STAPHYLOCOCCUS, STREPTOCOCCUS, INFLUENZA, ECOLI,** y **TOURISTA!** Este producto natural no tiene efectos secundarios nocivos.

En una entrevista con Monsieur Grisé, recuerdo que él mencionó que en las fases experimentales de Agrisept-L®, puso tres litros (menos de un galón) de Agrisept-L® en **UN MILLON** de galones de agua *muy contaminada*. "Al cabo de cinco horas, se podía beber esa agua," dijo sonriendo.

PRUEBA DE CANDIDA

La *cantidad* de hongos que usted tiene en su sistema determinará cuán rápidamente pueden ser removidos. Una manera rápida para averiguar si usted tiene cándida es hacerse una simple prueba.

La cándida puede ser detectada en la saliva. Ponga un vaso de agua en su mesa de noche antes de acostarse. A la mañana, inmediatamente al despertarse (incluso antes de aclarar su garganta o cepillarse los dientes), reúna un poco de saliva en su boca y *escupa* en el vaso de agua. A los pocos minutos, si no hay cándida en su organismo, la saliva se mantendrá unida y flotando en la superficie del agua. Si empieza a "precipitarse" cayendo hacia el fondo del vaso y formando dentro del agua unos hilos (como los tentáculos de una medusa, creo que ustedes los habrán visto bajo el agua) usted tiene un problema de cándida. Si la saliva cae rápidamente dentro del agua hasta el fondo del vaso, usted debe consultar a un profesional de salud para empezar un programa de limpieza.

Para **corregir** un problema de cándida usted podría probar 5 a 10 gotas de Agrisept-L® en jugo o agua dos veces al día antes de las comidas hasta que todos los signos de cándida se hayan ido. El Agrisept-L® es algo amargo pero en jugo de naranja o manzana casi no se siente.

Le aconsejo que antes de beberlo lo revuelva bien porque suele asentarse en el fondo del vaso y el sabor no es agradable.

Si usted tiene cándida, de todas maneras **puede** tomar Calorad®. Se ha comprobado que se puede tomar Agrisept-L® mientras se está tomando Calorad®, pero tome el Agrisept-L® antes de las comidas y recuerde dejar pasar tres horas antes de tomar Calorad®, porque su estómago tiene que estar vacío.

Como **medida preventiva**, por lo menos una vez al día agregue unas gotas de Agrisept-L® al jugo de su preferencia antes de comer. Agrisept-L® ha sido probado en laboratorio con resultados asombrosos.

Si no hay cándida en su organismo, la saliva simplemente se quedará en la superficie del agua y no se hundirá. Entonces, su plan de Calorad® funcionará mejor.

CALORAD® TAMBIEN AYUDA A CONSTRUIR MUSCULOS

Los atletas que quieren CONSTRUIR sus cuerpos para tener más fuerza sin usar esteroides o algún otro producto dañino pueden hacerlo con Calorad®. El único cambio que hay que hacer en este caso es tomar Calorad® POR LA MAÑANA, además de por la noche. Tómelo media hora antes de empezar sus ejercicios.

De esta manera, usted construirá masa muscular magra y eliminará la grasa superflua porque también lo estará tomando por la noche. Usted reforzará sus músculos, tendones y ligamentos.

OTROS EFECTOS POSIBLES

Hay por lo menos 500,000 personas que usan Calorad®; quizás 1,000,000. Los pocos problemas que yo he encontrado con amigos que empiezan a tomar Calorad® son bien simples.

Una madre de 60 años y sus dos hijos, de 38 y 42, se quejaron porque las dos primeras noches que tomaron Calorad® experimentaron ligeros espasmos en el estómago. Se les recomendó que tomaran **la mitad** de la dosis de Calorad® y ocho onzas de agua hasta que el malestar desapareciera.

Un médico me explicó que algunas personas tienen estos malestares temporarios porque el cuerpo se está limpiando de toxinas. La primera noche que tomaron media dosis el malestar cesó. Siguieron tomando la mitad de la dosis usual tres noches. La sexta noche regresaron a la dosis normal de Calorad® sin ningún problema. Pronto, perdieron pulgadas y empezaron a sentirse más fuertes y con más energía.

Otra señora, como de 60 años, me llamó diciendo que tuvo molestias en el bajo vientre las primeras dos noches que tomó Calorad®. También, la media dosis fué recomendada. Ella siguió teniendo ligeras molestias, pero redujo la dosis un poquito más y en tres días pudo volver a la dosis regular. Yo la llamé la semana siguiente y me dijo que siente que su energía ha aumentado y tiene menos deseos de comer.

Algunos de mis amigos varones de entre 35 y 55 años reportaron un aumento en la micción (frecuencia y cantidad al orinar) durante las primeras noches que tomaron Calorad®. Lo mismo me pasó a mí. En todos los casos esto dejó de ocurrir en unos pocos días, y todos empezamos a dormir mejor. La razón fué el aumento de proteína en nuestros cuerpos y que estábamos limpiando las toxinas indeseadas.

De nuevo, ¡Calorad® es SEGURO! ES UN SUPLEMENTO ALIMENTICIO COMPLETA-MENTE NATURAL que ayuda al cuerpo a que se ayude a sí mismo.

En el próximo segmento hay testimonios de personas que usaron Calorad® entre uno y tres meses o más. Sus reportes sólo fueron editados ligeramente para evitar repeticiones. Leyendo esos testimonios es probable que usted encuentre alguno que le interese particularmente.

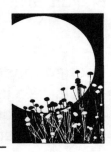

Capitulo 3

PRUEBAS VIVIENTES

Yo sé que usted debe tener muchas pre-guntas acerca de Calorad® en relación a su situación personal. Eso viene en el capitulo *siguiente.* Quise poner estos testimonios aquí para despertar más su entusiasmo. Como usted sabe, yo no soy doctor ni nutricionista y, para ser total-mente honesto, tampoco creía en el producto. Pero **sonaba** tan bueno y era demasiado simple y barato para **no** hacer la prueba. Esto es lo que me pasó a mí y a algunos amigos míos que empe-zaron a tomar Calorad® en solamente seis semanas.

Mi Experiencia:

Personalmente, la primera noche que tomé Calorad® dormí profundamente por primera vez en más de un año. Y sigo durmiendo profundamente. Yo como "bien" la mayoría del tiempo, y como *mal* las veces necesarias para hacer de la comida algo placentero. Tomo mi batido como desayuno tres o cuatro días a la semana y en las otras mañanas como tocino, huevos, pan tostado con mantequilla y café con leche con dos sobres de Sweet 'n Low. Quizás dos tazas de café. A veces tomo leche o jugo de naranja en vez de café.

Hago ejercicios más o menos unos 20 minutos cada dos días y juego golf tres o cuatro veces a la semana, manejando un carrito lo más cerca de la pelota que se permite sin violar la etiqueta del golf. Mido 5' 11¾" y normalmente peso 183 libras. Cuando empecé con Calorad® había subido a 191 libras.

El segundo día de tomar Calorad® usé un medidor de grasa corporal. Demostró que tenia 17.4% de grasa. En dos semanas (durmiendo profundamente cada noche y experimentando otros sorprendentes cambios físicos al despertar que no puedo especificar), bajé 12 libras en 14 días, mi cara se puso más delgada y mi estómago más plano. Reduje una o dos pulgadas de mi cintura. Yo no me había medido antes de empezar a tomar Calorad®. Simplemente sé que hay más espacio entre mi cintura y mis pantalones.

En las siguientes dos semanas aumenté cuatro libras, pero mi apetito disminuyó; ahora como una comida completa una vez al día en lugar de dos o tres, y nunca tengo hambre ¡han pasado tres meses y el medidor de grasa demuestra que tengo 13% de grasa en el cuerpo! Me dicen que este medidor no es tan exacto como el proceso de balanza hidrostática. ¡No me importa! *El mismo* medidor demuestra que la grasa del cuerpo *bajó* más de un 22% en 90 dias. ¡Y yo me siento estupendamente!

Tuve que hacer un viaje de aproximadamente diez días y no hice ejercicios. Cuando regresé a mi máquina para hacer abdominales miré hacia atrás pensando que el hijo del vecino había estado usando la máquina y reducido las libras en la pesa.

¡Pero no! Agregué 20 libras más y he estado haciendo tres tandas de 25 pero con un aumento de aproximadamente 20% en la fuerza. Sólo puedo atribuir este aumento en mi fuerza al hecho de tomar Calorad®.

Sin duda, las "cosas buenas" que me han pasado fueron después de empezar a tomar Calorad®. Tengo más energía, mi peso bajó a 181 libras y los dolores de cabeza por sinusitis que experimentaba a menudo durante los últimos 15 años han desaparecido por completo.

En una oportunidad me encontré con Michel Grisé para desayunar. Tomé café con mi comida y él me dijo que usara solamente *azucar morena:*

"Se asimila mejor en el cuerpo y es más saludable para usted." También empecé a tomar más agua.

Otra Pareja:

Mi amigo, un jugador profesional de golf de 39 años de edad, tenía aproximadamente 40 libras de sobrepeso y dolores artríticos Su nombre es Newton Pinkey Hartline (nosotros lo llamamos Pinkey) y es el director del club de golf en Freeport, Texas.

La primera noche que tomó Calorad® y todas las noches desde entonces, durmió muy profundamente y se sintió bien descansado a la mañana. En 14 días perdió 11 libras y varias pulgadas de su voluminosa cintura. El tenía que tomar de seis a ocho píldoras antiinflamatorias CADA MAÑANA para eliminar el entumecimiento. En seis días, no tenía más dolor y descontinuó el medicamento.

Ahora, después de tres meses usando Calorad®, ha bajado un total de 26 libras ¡pero está comiendo más! Su dolor del cuello y hombro ha desaparecido y está jugando golf mucho más que antes.

Su esposa Carrie aumentó 20 libras en los últimos 14 meses, desde que tomó un trabajo como asistente dental. En dos semanas de estar tomando Calorad®, perdió varias pulgadas de su cintura, caderas y muslos y REALMENTE luce muy bien. Dice que su sueño es más sosegado y con menos interrupciones. No se pesó antes de empezar y se niega a pesarse ahora. Está perdiendo alegremente pulgadas.

Han pasado tres meses de estar tomando Calorad para ella también. Pasó de un tamaño GRANDE a un tamaño PEQUEÑO de ropa de la marca *Liz Claiborne*. Su única queja es el costo de tener que comprar ropa nueva (de menor tamaño) y tener que alterar la que usaba antes. Ella está absolutamente feliz por el peso y las pulgadas que ha perdido junto a su esposo Pinkey.

Otro Amigo:

Rudy Hebert tiene poco más de cincuenta años. Hace unos 30 años, Rudy fué el 131 hombre más fuerte del mundo en su categoría de las 160 libras. Ahora pesa aproximadamente 200, y hace ejercicios con pesas tres días por semana, pero no para desarrollar físico, simplemente para ver cuánto puede hacer todavía. El era totalmente incrédulo. "Voy a probar esa *cosa*, Pedro," me dijo después de aproximadamente tres semanas de atormentarlo. "Pero quiero que sepas que yo no creo en eso."

En dos semanas, Rudy incrementó 25 libras en su bench press y estaba muy contento. "Las piernas no me duelen más y el hombro que me había desgarrado está mucho mejor ¡te lo juro! He perdido unas pulgadas de mi cintura y me siento mejor."

Me doy cuenta que esto no va a hacer que alguno de ustedes corra a comprarse una botella de Calorad®, pero realmente *es* algo grande, si usted conoce a Rudy; 25 libras de aumento en el bench press es bueno, pero cuando uno ya está levantando 300 libras es maravilloso. Cuando usted levanta mucho peso, dos o tres libras es un gran aumento. Pero incrementar 25 de repente es algo increíble. El experimentó ese aumento en su fuerza en aproximadamente tres semanas.

Yo no les dije a mis amigos nada más que lo que Calorad® había hecho por mí, y lo único que hace la gente de Calorad® es repartir testimonios escritos que han recibido de los usuarios. Examiné todos sus folletos y materiales escritos y no vi ningún lugar donde se hagan promesas de pérdida de peso o grasa, solamente testimonios de personas que lo están tomando.

Yo sé que ellos están bajo las reglas del FDA, pero aquí no se aplican esas reglas porque

Calorad® no es una droga, no es algo sintético y no contiene estimulantes. ¡Es únicamente una comida totalmente NATURAL! No hace daño a nadie y solamente puede ayudar. Creo tan fuertemente en Calorad® porque sólo ha hecho cambios positivos en mi vida y en las vidas de mis amigos y parientes. Desde que empecé a trabajar en este libro, he compartido Calorad® con más de 90 personas y excepto tres todos han tenido resultados positivos.

Uno de ellos lo usó solamente dos semanas y dejó de tomarlo. Otro necesita bajar unas 40 libras, come como si fuera su última comida antes de ser electrocutado y "cumple" el plan de no comer durante tres horas antes de dormir, pero se las arregla para comerse una abundante porción de helado que no toma en cuenta antes de irse a la cama. El tercero es un amigo del club de golf que solamente me dijo que no le trabaja.

TESTIMONIOS

☆ PERDIDA DE PESO
☆ PERDIDA DE PULGADAS
☆ AUMENTO DE ENERGIA
☆ DORMIR PROFUNDAMENTE
☆ DISMINUCION DE MANCHAS DE LA EDAD

BENEFICIOS PARA TODA LA FAMILIA . . . .

"Tengo un Doctorado en Nutrición Clínica, especializado en nutrición preventiva, y estoy envuelto en una investigación de posgrado en nutrición en la Universidad del Estado de Ohio. No empecé inmediatamente a recomendar Calorad® a mis amigos y conocidos porque antes quise investigarlo totalmente a través de Medline y el Internet."

"Como científico y consultor de investigación cardiovascular y especialista de enfermedades oncológicas trabajando tiempo completo para una compañía farmacéutica, tengo prohibido por la política de la compañía discutir cualquier negocio de medio tiempo durante las horas normales de trabajo. Además de esta restricción, paso mucho tiempo fuera del estado como parte de los requisitos de mi trabajo."

"También soy oficial de Reserva de la Marina, sirvo como Director Ejecutivo del Ohio Chapter del American College of Preventive Nutrition y soy miembro activo del Executive Board of Directors of the Franklin County of the American Heart Association (AHA) y voluntario para el comité de AHA."

"Personalmente he perdido casi 12 libras y

más de 22 pulgadas de mi cintura en mis primeras cuatro semanas de tomar Calorad® y mi esposa Lynn perdió tres libras y un total de cinco pulgadas en el mismo tiempo. Mi energía ha aumentado, duermo mejor, y he visto desaparecer varias manchas de la edad de mis manos."

"Mi esposa padecía de frecuentes insomnios, pero ahora Aduerme como un bebé." Mi hijo y mi hija adolescentes también usan el producto y han experimentado pérdida de peso y aumento de masa muscular como resultado de usar Calorad®. Mi hermana bajó 10 libras y dos tamaños de ropa en solo tres semanas y adora el producto."

Steven P. Petrosino, Ph.D., FACPN
Dublin, OH

PACIENTES BAJAN DE PESO AUMENTANDO SU ENER-GIA . . . .

"Mi Ph.D. es en nutrición clínica y he estado trabajando en ese campo durante 16 años. Una de las áreas donde me enfoco es en rastrear los problemas de salud de las personas hasta su raíz como deficiencias nutricionales. De acuerdo a mi amplia experiencia en investigación sobre salud y nutrición, considero que Calorad® es un producto necesario para todos, tengan o no un problema de peso. Mi experiencia con este producto ha sido sorprendente. Mis pacientes, bajo condiciones de estrés menos que ideales, están perdiendo peso y pulgadas y están ganando energía. Calorad® estimula una fuente de energía natural en el cuerpo y los que están tomándolo se estan convirtiendo en testimonios evidentes del poder de este recurso de bienestar increíble. No hay necesidad de "probar" este producto. Es una fuente importante de nutrición para todos los cuerpos por igual y funciona. Yo diría que es la futura bebida universal.

Dr. Robert Fahey
Honolulu, HI

PERDIO 14 LIBRAS EN TRES SEMANAS . . . .

"Soy Enfermera Registrada y Administradora de Hospital y mi marido es quiropráctico. Empecé a tomar Calorad® el 8 de marzo de 1997. Yo era inicialmente escéptica sobre cómo esto pudiera trabajar, pero siempre he dicho que si hubiera un método para perder peso mientras duermo lo probaría. Lo hice y funcionó. Mi marido mide 6' 2" y bajó 14 libras en tres semanas, de 187 a 173. Yo he perdido ocho libras y 15 pulgadas en cuatro semanas y estoy todavía bajando, pero ahora más despacio. Estoy muy contenta de haber encontrado Calorad®."

Kay White, MSN, RN
San Marcos, TX

20 PACIENTES PIERDEN PESO Y PULGADAS . . . .

"He estado buscando un producto a base de colágeno como Calorad® durante más de 20 años. Les había pedido repetidamente sin ningún resultado a los fabricantes que formularan un producto como Calorad®. Cuando ví los ingredientes de Calorad® me reuní con uno de los principales de la compañía. Examiné muy bien el producto y puse a 20 pacientes en el mismo. La proporción de éxito fué increíble."

"Amo a Calorad® por varias razones importantes. En primer lugar, es un producto totalmente único. Lo sé porque, además de mi extensa práctica profesional, he sido propietario y he operado cuatro tiendas de suplementos nutricionales en los últimos 27 años. **No hay nada en el mercado como Calorad®**. Me gusta lo simple y elegante del modo de uso. Sin mayores cambios de conducta mis pacientes están perdiendo peso y, más importante, pulgadas. Más allá del éxito en el manejo del peso, creo que Calorad® ayuda a las personas que están experimentando deficiencias nutricionales. Este es un producto importante para quienes viven en ciudades grandes y sufren la toxicidad endémica de las poblaciones urbanas. He construído un grupo muy grande y extenso de profesionales de la salud y Asociados. Todo esto porque creo en el producto y todos vemos el mérito de Calorad® casi inmediatamente. Mis clientes y mis colegas dicen 'sí' a Calorad® y yo estoy contento y asombrado: gano bien haciendo el bien."

Dr. Ed Wagner, D.C.
Malibu, CA

"MUCHACHA DE POSTER" DE CALORAD® DE NUEVA JERSEY . . . .

"Yo tenía un problema de peso pero también una multitud de otros malestares. Estaba resfriándome a cada momento. Las congestiones me hacían difícil la respiración. Tenía alergias, sinusitis, dolores de cabeza, gases, inflamación en el estómago, espolones en los talones y uñas débiles. Mis triglicéridos estaban bien altos, 1,490, y el colesterol 325. Tenía sofocones, sudores nocturnos y problemas de pre-menopausia. Mi vejiga se sentía como si no pudiera retener más el agua. ¡A los 53 años, me sentía una ruina! Janice Picking, mi nutricionista, me puso en Calorad® y Agrisept-L®."

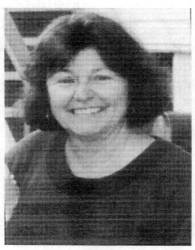

Antes

"Ha pasado un año. He rebajado 40 libras y numerosas pulgadas. Mi cuerpo luce como si lo hubieran re-esculpido. Me he librado de todas las condiciones que me agravaban. Mis triglicéridos están ahora en 125 y mi colesterol ha bajado 100 puntos. Ya no necesito tomar medicación para la menopausia. Perdí mi doble barbilla y la piel alrededor de mis ojos se ha afirmado. Mis brazos se han adelgazado y la celulitis de mis muslos SE HA IDO. Duermo mejor y puedo soportar el estrés. ¡Tengo una nueva vida!"

Evelyn Franks
Cape May, NJ

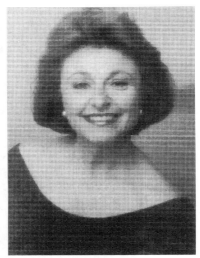

Un año después

86% DE LOS QUE PRUEBAN CALORAD® REPORTAN BENEFICIOSY . . . .

"Como licenciado en nutrición y dueño de una tienda de salud con 30 años de experiencia, me siento confiado de que Calorad® es verdaderamente un producto único y promotor de la salud. ¡Aproximadamente 86% de nuestros clientes que prueban Calorad® están reportando beneficios! También estoy impresionado con otros productos de apoyo nutricional de la linea de EYI y la manera en que trabajan en conjunto para la salud total del individuo."

"Mi personal y yo hemos compartido Calorad® con otros profesionales en el campo del cuidado de la salud y ahora tenemos quiro-prácticos, masajistas terapéuticos, acupunturistas y otros distribuyendo el producto."

George Miller
Naples, FL

ENERGIA, RESISTENCIA Y TONO MUSCULAR CON CALORAD® . . . .

"Mis resultados con Calorad® han sido fenomenales. Personalmente, lo tomo durante el día para energía y vitalidad. Yo no necesito perder peso, pero no se puede negar el aumento de tono muscular que está teniendo lugar en mi cuerpo. Mis pantorrillas están más duras y definidas, mis muslos más firmes. Es realmente sorprendente. Les he dado Calorad® a muchos de mis pacientes con tremendo éxito. Una mujer bajó 7 lbs. en 4 días y está sintiéndose notablemente más saludable y vibrante. Un colega médico está viendo sus músculos abdominales como nunca estuvieron antes y rebajando tallas de pantalón. Y una paciente mía que generalmente sufría tanto dolor físico y tenía un nivel de energía tan bajo que se pasaba los días en cama, me ha informado que se siente tan vitalizada con Calorad® que está paseando a su perro y limpiando la casa. Los ingredientes en este producto son completamente seguros y eficaces. No hay efectos colaterales. No produce gases ni hinchazón."

Dr. C. J. Middleton, D.C.
Los Angeles, CA

¡SHANNON PIERDE EL PESO DE UNA PERSONA COMPLETA! . . . .

"En febrero del '97, yo pesaba 240 lbs. y estaba usando vestidos de talla 26. No creía en esta poción milagrosa llamada Calorad® pero estaba más que desesperada y tenía que probarlo."

"¡El primer mes, bajé sólo cuatro libras pero reduje 10 tamaños en mi ropa! Cuatro meses más tarde, había perdido 94 libras y usaba vestidos talla ocho. Ahora estoy usando ropa talla cuatro, luciendo y sintiéndome magníficamente después de perder 110 libras y 22 tamaños de vestido. Mejor aún, ¡después de perder todo ese peso mi piel no cuelga! ¡Ver es creer! Aquí están mis fotos de antes y después!"

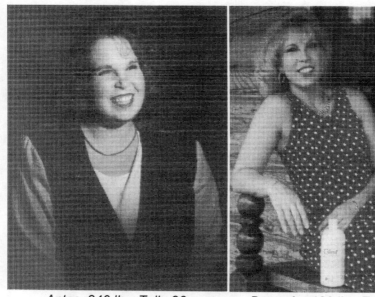

Antes: 240 lbs. Talla 26   *Después: 130 lbs. Talla 4*

Yo *tenía* que preguntarle, "¿Está segura de que usted pesa 130 libras? Parece pesar mucho menos." Ella contestó rápidamente, "¡*La masa muscular pesa mucho más!* El tamaño de mis vestidos es cuatro y yo peso 130 libras."

Shannon Ellefson
Webb City, MO

ENTRENADOR PARA GANAR CAMPEONATOS . . . .

Un día en la vida de Greg Sumner: Entrenador personal, Consultor Nutricional, Campeón Nacional de Powerlifting con cuatro récords mundiales y Medalla de Plata del Masters World Championship. Aquí está su relato de lo ocurrido en la primera semana de resultados con Calorad®:

" . . . Mi primer cliente del día fue Cheri Lerma, que acababa de ganar los Campeonatos de Powerlifting del Estado, estableciendo cuatro récords estatales. Ella parecía bastante fuerte esa mañana en particular. Lo pasé por alto pensando que podría haber tenido mucho descanso y buenas comidas. Pero eso no fué nada comparado con lo que logró mi próxima cliente. La semana anterior habíamos estado haciendo un entrenamiento de la pierna y era una hazaña mayor conseguir que llegara al primer agujero de su cinturón. Casi me rendí pero combinamos nuestras fuerzas y finalmente lo hicimos. ¡Una semana después ella entra pesando 5 libras menos y llega al segundo agujero por sí misma. Y en cuclillas levantó 40 libras más! ¡Y sé que ella podría haber hecho aún más! Yo estaba y aún estoy muy impresionado.

Greg Sumner
Seaside, OR

PERDIO 22 LIBRAS EN 11 SEMANAS Y SE ALIVIARON DOLORES CRONICOS ....

"Soy quiropráctico desde hace 20 años y he sido dueño de múltiples clínicas. Antes de hacerme quiropráctico fuí representante farmacéutico por más de cinco años. No he encontrado un producto de control de peso que siquiera se acerque a la efectividad y maravillosos resultados que se obtienen con Calorad®. Personalmente, perdí 22 libras en mis primeras 11 semanas tomando Calorad®. Intencionalmente comí todas las comidas que me gustan y evité los ejercicios para poner a prueba el producto. Hombre, ¡sí funciona!

"Corrí cuatro agujeros de mi cinturón, mi dolor de rodilla bilateral crónico de 28 años y mi dolor crónico del hombro derecho de 21 años se han resuelto. Mis pacientes están teniendo resultados similares y maravillosos. Recomiendo a todos los quiroprácticos del mundo que usen Calorad® personal y profesionalmente."

Bill Uriarte, D.C.
Windsor, CA

LA CAIDA DE ENERGIA DE LAS 3 P.M. DE UN FISICO-CULTURISTA DESAPARECE . . . .

"Soy un ávido físico culturista y he estado prestando atención a la aptitud física personal con pasión por muchos años. Hago ejercicios en forma consistente, por lo menos 4 veces por semana y estoy muy consciente de cómo mi cuerpo se siente y luce. Desde que estoy tomando Calorad®, he notado algunos tremendos cambios en mi bienestar físico. Ante todo, mi nivel de energía se ha hecho uniforme. Mi bajón de las tres de la tarde ha desaparecido y me siento consistentemente saludable y con mucha energía. En cuanto a mi apariencia externa, estoy viendo más definición y un tono muscular nuevo sumamente excitante para mí. ¡En las últimas semanas me he visto inundado con personas del gimnasio y de todas partes preguntándome qué estoy haciendo que está trabajando tan bien! Estoy muy contento y más en forma que nunca.

Bob Scullion
Los Angeles, CA

INSTRUCTORA DE AEROBICOS SE TRANSFORMA SIN EJERCICIO . . . .

"Soy instructora de *aerobics*. No tenía que perder peso al empezar mi experiencia con Calorad® y tenía curiosidad de ver lo que este "constructor de músculo" haría en mi cuerpo. Bien, en mi segundo mes de tomar el producto estoy notando algunas cosas increíbles. Yo hago mucho ejercicio cardiovascular pero no he estado levantando pesas en absoluto desde que empecé con Calorad®."

"Asombrosamente, mis brazos están ahora más definidos que cuando estaba levantando pesas y estoy empezando a ver cortes en los músculos de mis piernas que nunca antes habían salido a la superficie. El otro día visité a mi masajista terapéutico, que me ha atendido como atleta durante diez años. El no podía creer el enorme cambio en la composición muscular de mi cuerpo."

"Le resultaba asombroso que el cuerpo en el que él había estado trabajando durante 10 años se hubiera transformado tan magníficamente en sólo un mes. Quiso saber lo que yo estaba haciendo e inmediatamente compró dos botellas de Calorad®. Yo no sabía que era posible sentirme mejor y más fuerte, pero Calorad® ha cambiado mi vida de manera significativa."

Karla Yates
San Fernando, CA

ENTRENADOR DE APTITUD FISICA PIERDE PULGADAS EN LA CINTURA . . . .

"Soy el dueño y operador de *Executive Mobile Fitness.* Mi talento en la vida es entrenar y a la vez educar apropiadamente en todas las facetas del ejercicio, programas de entrenamiento de aptitud personalizados, salud y bienestar. He estado tomando Calorad® durante cuatro meses y estoy experimentando un aumento en la aptitud cardiovascular y un incremento sustancial en mis levantamientos de pesas. He bajado nueve libras de grasa en mi cuerpo, aumenté nueve libras de músculo (de acuerdo a mi máquina medidora de la composición del cuerpo) y he perdido tres y media pulgadas de mi cintura."

"Mis cambios fisicos más dramáticos han sido tres pulgadas de aumento del músculo en mi pecho y espalda. Calorad® es un producto tremendo! Se lo recomiendo a mis clientes y a toda persona que encuentro!"

Michael Paul, N.A.S.M.C.P.T.
Lancaster, CA

DISEÑADORA CONSIGUE RESULTADOS ASOMBROSOS CON CALORAD® . . . .

"Empecé a tomar Calorad® a fines de septiembre cuando una cliente mía, Cheryl Ward me lo mencionó. Inmediatamente la gente notó que estaba perdiendo peso. Yo no me daba cuenta, pero ellos sí. Casi al final de mi segunda botella, noté con mis propios ojos que realmente estaba adelgazando. Al final de la tercera botella había perdido cuatro pulgadas de mi cintura y cuatro pulgadas de mis caderas. Yo era una mujer totalmente transformada. Lucía como una persona nueva."

"He sido diseñadora de ropa por 20 años. Los clientes que no me habían visto durante un tiempo empezaron a preguntarme qué estaba pasando. Puesto que me dedico a diseñar ropa para las celebridades era natural ayudarles a encontrar una manera de que la ropa que les diseñaba les quedara bien. Antes de darme cuenta, y para mi sorpresa, ya había vendido 20 botellas. Mi marido Jonathan y yo estamos construyendo un negocio estupendo con muchos amigos maravillosos. Qué bendición es este producto en nuestras vidas."

Angela Dean
Los Angeles, CA

DE UNA TALLA VEINTE A UNA TALLA DIEZ . . . .

"He tenido resultados fenomenales con Calorad®. Cuando empecé a tomarlo estaba usando ropa de talla 20. ¡Cuando estaba por mi segunda botella, fuí a la tienda para comprar un pantalón y descubrí que podía ponerme uno de talla 16! Bajé 50 libras en mis primeros cuatro meses y pasé de una talla 20 a una 12. Durante los siguientes cuatro meses bajé 16 libras más y continué perdiendo pulgadas. Hasta hoy, he bajado un total de 64 libras y estoy usando talla 10, me veo bien y me siento fabulosamente!"

Linda Jones
Spokane, WA

CAPITAN DE POLICIA PIERDE 90 LIBRAS . . . .

"Soy Capitán de la DIVISION de la CORTE CRIMINAL responsable de la seguridad cotidiana de 4,000 personas, un veterano de 20 años de la Policía de Nueva York. Personalmente he rebajado 90 lbs. hasta ahora con la ayuda de Calorad®. Lo tomo dos veces al día, todos los días y estoy convencido de que Calorad® realmente trabaja. Le hablo a cualquiera que me escuche acerca de este producto."

Paul J. Christopher
Merrick, NY

EX FANATICA DE LAS DIETAS PIERDE 40 PULGADAS EN CUATRO SEMANAS . . . .

"He hecho toda clase de dietas de las que se encuentran hoy en día, la dieta del arroz, dietas de altas proteínas, dietas de vegetales. La que usted diga, yo la he tratado. Empecé a tomar Calorad® y ahora, después de cuatro semanas, he perdido 15 lbs. y más de 40 pulgadas en todo mi cuerpo, cinco pulgadas en mi abdomen, y cinco pulgadas en mi cintura. Tomo 80 onzas de agua al día, aproximadamente 22 litros, lo que creo que, junto con Calorad®, es la combinación ganadora. Mi colesterol se ha reducido de 330 a 150 y en vez de tomar un promedio de 200 pastillas mensuales para mi dolor de artritis, este mes sólo tomé seis. Estaba llegando a los tamaños extra-grandes. Ahora puedo ponerme ropa de talla 14. ¡Creo que Calorad® es lo mejor que hay!"

Judy Andrejski
Bay City, MI

BAJO 10 LIBRAS Y LEVANTO SUS ASENTADERAS . . . .

"Yo estaba pensando que iba a tener que pasar el resto de mi vida luciendo como una abuelita judía gorda. Ciertamente eso no era lo que habia soñado y esa visión, francamente, me entristecía. Hace tres semanas empecé a tomar Calorad®, deseando desesperadamente que algo funcionara para mí. En solamente tres días pude sentir que se estaba operando un cambio. En tres semanas he bajado 10 libras sin cambiar nada en mi forma de vida. Mis piernas no se rozan más, mis brazos ya no están regordetes, mi estómago se ha reducido dos pulgadas y mi trasero se ha levantado. Nunca pensé que esto podría pasarme a mí. Es un sueño hecho realidad."

Ava Gudeman
Los Angeles, CA

ALIVIO DE LA ARTRITIS REUMATOIDEA CON CALORAD®

"He tenido artritis reumatoidea durante varios años. La enfermedad me puso tan mal que tuve que dejar de trabajar y quedé desabilitada. Debido a la rigidez e inflamación no podía vestirme a la mañana para ir a trabajar, mis dedos estaban tan hinchados que me impedían manejar un automóvil. Esta enfermedad me tenía deprimida. He tomado muchas medicinas para el dolor, antidepresivos y antiinflamatorios. He estado prácticamente recluída en casa desde Octubre de 1996."

"Empecé a tomar Calorad® hace cuatro semanas y la inflamación en mis manos ha disminuido. Mis dedos lucen más derechos. El dolor está dejando las articulaciones de mis tobillos y piernas y puedo caminar sin ninguna ayuda. Ahora puedo manejar y ya empecé a ir al supermercado sola otra vez. El otro día incluso llevé a acicalar a mi perro. He tenido muchos días buenos desde que empecé con Calorad®. Me siento mucho mejor. Estoy recobrando mi independencia y eso es muy emocionante!"

Eileen Malloy
Chambersburg, PA

BUFFY USA UN VESTIDO QUE NO SE HABIA PODIDO PONER EN DIEZ AÑOS . . . .

"Toda mi vida he estado librando una batalla con mi peso y la he estado perdiendo. Empecé con Calorad® el 26 de noviembre de 1996. Fuí a Florida durante la Navidad y Año Nuevo y lo puse a prueba. Fué la primera vez en 17 años que no aumenté de peso durante los meses de invierno. Desde que empecé con Calorad® he perdido 24 lbs. y 20 pulgadas. Empecé con una talla 20 y ahora soy una talla 16. ¡Ya no tengo que comprarme ropa en tiendas especializadas en tamaños grandes!"

"Soy madre de cuatro hijos y me siento como si tuviera 20 años otra vez. Y tan fuerte que llego con energías hasta la medianoche. El síndrome de túnel carpal que padecí durante 15 años se ha ido. Duermo profundamente y me despierto descansada. Me puse un vestido para ir a la Iglesia que no había podido usar en 10 años. ¡Recibí tantos halagos! ¡Fué un sentimiento maravilloso! Me siento en control por primera vez en mi vida!"

Buffy Kasinec
Elyria, OH

MARINO TIENE MEJORES MUSCULOS ABDOMINALES
DESPUES DE DOS SEMANAS . . . .

"Soy masajista terapéutico y ex instructor de aptitud física de la Marina. Solía hacer abdominales con pesas de 50 lbs. detrás de mi cuello. Usted podía darme puntapiés en el estómago y no me dolía, pero mis músculos abdominales no se podían ver. ¡Después de dos semanas de tomar Calorad® mis músculos abdominales se destacan más que antes en toda mi vida! Han pasado 10 semanas, he bajado de 173 a 160 libras y he reducido dos pulgadas en mi cintura. Aunque estoy entrenando menos, los músculos de mis piernas están más definidos y estoy luciendo mejor que en mucho tiempo!"

Scott Stafford
Lewisberry, PA

NUEVAS FORMAS EN 30 DIAS . . . .

"En junio de 1996, empecé a tomar Calorad® para bajar cinco o diez libras. En los primeros 30 días experimenté una pérdida de dos o tres libras y noté que mi piel empezaba a mejorar y una sensación general de bienestar. Durante el mes siguiente, mi ropa empezó a ponerse más suelta en la cintura, caderas y muslos, ya que había perdido aproximadamente dos y media pulgadas en todo el cuerpo. Ahora mi pérdida de peso total es de aproximadamente siete libras y uso un tamaño más pequeño de ropa. Estoy muy contenta con esto, continúo viendo un endurecimiento en mis músculos y mi cuerpo está tomando mejores formas. Ahora estoy en mi peso ideal y continuaré tomando Calorad® por el rejuvenecimiento que veo y siento semana a semana."

Sabrina Dancy
Lake City, FL

BAJO 15 LIBRAS EN SEIS A SIETE SEMANAS . . . .

"Yo abrí una tienda de productos para la salud y he estado operándola durante cuatro años. Vendo hierbas, vitaminas, productos homeopáticos y libros."

"Muchas personas venían a la tienda y me preguntaban, '¿Qué tiene para bajar de peso?' Entonces, compré cinco botellas de Calorad®, usé una para mí y rebajé 15 libras en seis semanas."

"Cuando Calorad® empezó a trabajar para mí, decidí escribir un artículo para la sección de

Salud y Aptitud Física de nuestro periódico local. Las personas empezaron a llamar al periódico para averiguar sobre Calorad® porque no sabían cómo localizarme. Tuve que ir a buscar 36 botellas, 18 de las cuales se vendieron en un día, y tenía personas en una lista de espera. Entonces me ví obligada a cerrar la tienda y poner un letrero que decía: 'Lo siento, tuve que ir a Santa Mónica a recoger más Calorad®.' ¡Pero ése fué sólo el principio! Los resultados han continuado y aumentado la demanda. Hoy tengo un letrero en la calle fuera de mi tienda que dice: 'Pierda Peso Mientras Usted Duerme'. Eso atrae a las personas y yo les doy un folleto y hablo con ellos sobre Calorad®. Nunca puedo tener suficiente Calorad® en los estantes."

Cathy Richer
Dueña de una tienda de comida de salud.
Fallbrook, CA

GERENTE DE UNA TIENDA DE COMIDA BAJO 10 LBS. EN TRES SEMANAS . . . .

"Soy gerente de una tienda de comida de salud que empezó a ofrecer Calorad® a los clientes hace tres semanas. ¡Ya hemos vendido

140 botellas y tenemos 25 personas en una lista de espera para el próximo embarque! He estado en el campo de la salud por 25 años y he visto productos que vienen y van. Realmente a mí me gusta Calorad® porque no contiene estimulantes ni supresores del apetito, no tiene efectos colaterales, y todos pueden usarlo. De hecho, también estoy impresionado con los otros productos de EYI. El extracto de semilla de toronja siempre ha funcionado bien pero parece que los extractos de cítricos adicionales en Agrisept-L® lo hacen una fórmula mejor."

"He estado personalmente en el producto por tres semanas y he perdido 10 libras y 12 pulgadas alrededor de mi cintura. También perdí las ansias por los dulces. Me siento tan bien y tengo tanta energía que fuí y me inscribí en un gimnasio. ¡Lo menos que puedo decir es que estoy muy contento con Calorad®!"

Jim Wilk
Gerente de una tienda de comida de salud
Lansdale, PA

PEINADORA TIENE UNA ENFERMEDAD DESCONOCIDA QUE SE CURA LA PRIMERA NOCHE QUE USA CALORAD®

"Durante los últimos 12 años he sido dueña y he operado *'For Ladies Only Beauty Salon'*. Supe de Calorad® por una amiga, Sue Hale y me sonó maravilloso. Pensaba comprar una botella para asegurarme de que funcionaba, pero me entusiasmó tanto lo que oí, que decidí comprar cinco botellas y probar el negocio. Todavía no sabía exactamente lo que iba a hacer. Simplemente coloqué un letrero en la puerta que decía: *'Pierda peso, ninguna dieta o ejercicio requeridos'*, y puse algunos folletos de Calorad® sobre el mostrador."

"¡Qué sorpresa! Al día siguiente tuve que llamar a Ray a Los Angeles para pedirle 5 botellas más y esa misma noche tuve que volver a llamar por otras 5. Al principio mis clientes querían esperar a ver qué resultados iba a tener yo, pero antes de mis primeros 3 días en Calorad®, regresaban y decían, 'déme una botella, usted va a estar flaca y yo no y eso me va a molestar.'

"Además, durante el último año yo había estado enferma y tomando muchos antibióticos. Mi energía se había perdido y prácticamente me estaba arrastrando. Iba a doctores y estaba haciéndome exámenes de sangre para intentar averiguar cuál era el problema. Después de tomar Calorad® la primera noche, no podía creerlo. ¡Me sentía como antes! Mi familia y amigos notaron el cambio en seguida y me preguntaban si yo estaba bien. Y entonces se lo vendí a todos mis amigos porque ellos vieron el cambio en mi energía."

Diane Napier
Dueña de Salón de belleza
Long Beach, CA

PIERDE PESO Y GANA PESOS . . . .

"Los resultados han sido sorprendentes. En tres meses perdí 30 libras y lo único que hice fué tomar una medida de Calorad® y un vaso de agua al irme a dormir. Y eso no es todo: como sabía que era necesario tomar el producto por tres meses como mínimo, me inscribí como Asociado Independiente para obtener el producto a mejor precio, aunque no tenía intención de distribuirlo. A los pocos días de estar tomando Calorad®, varios de mis amigos notaron la diferencia. Ellos también quisieron tomarlo y a su vez empezaron a compartirlo con sus conocidos. Así, casi sin darme cuenta, mi negocio comenzó a desarrollarse. El producto se hizo cargo de todo. Hoy estoy 60 libras más delgado y me siento más joven y lleno de energía. Tengo en mi grupo miles de personas felices y agradecidas y estoy recibiendo un buen ingreso adicional por algo que de todas maneras haría: compartir mi bienestar con los demás."

Ramón García
San Diego, CA

ELIMINA CELULITIS Y UNA CONDICION SIN SOLUCION POR MAS DE TREINTA AÑOS ....

"Yo no tenía un problema de exceso de peso, pero me molestaba mucho la celulitis. En realidad, al principio no creía que este producto me fuera a ayudar con ese problema, pero oí tantos testimonios de mis amigos que me dije: 'es algo totalmente natural, y es barato. Por lo menos, si no me hace bien, no me puede hacer mal.' Había gastado tanto dinero en cremas y tratamientos inútiles que no podía dejar de probar esto."

"Los resultados fueron sorprendentes: a las dos semanas de empezar a tomar Calorad® noté una impresionante mejoría en mi celulitis, pero eso no fué todo. Tenía más energía, dormía mejor y sentía un gran bienestar general. Seguí tomando el producto y mi celulitis desapareció por completo."

"Mi cuerpo tomó nuevas formas. ¡Bajé solamente una libra, pero reduje dos tallas en mi ropa!"

"Pero lo realmente increíble vino después. A los catorce años tuve un accidente a raíz del cual me quedó una atrofia muscular en la pierna izquierda. Pese a todos los tratamientos y ejercicios de rehabilitación, quedé con una pierna más delgada que la otra. Por fin, después de años de terapia, me resigné a vivir con una diferencia de aproximadamente una pulgada en mis piernas y dejé los tratamientos. ¡Para mi sorpresa, a los seis meses de tomar Calorad®, mis piernas estaban iguales! Ni en sueños hubiera considerado que algo así fuera posible. ¡Calorad® es más que un sueño, pero es real!

Ivonne Marin
College Point, NY

****

¿Le pareció excitante? Aún después de leer todo esto hay escépticos, pero por favor, aunque sea por primera vez en su vida, arriésguese para perder grasa, sentirse y verse mejor y **realmente** *estar* **más saludable**.

Nosotros no les hemos PAGADO a estas personas para que den sus testimonios; ellos los ofrecieron. Y Calorad® ha estado presente un largo tiempo y está aquí para quedarse. ¡Ha hecho maravillas en tantísimas personas y ha mejorado tanto sus vidas! ¡Compruébelo en usted mismo, por favor!

También, recuerde que PERDER GRASA es un *efecto colateral* de usar Calorad®. Mi experiencia personal, y de entrevistar centenares de personas que están tomando el producto, es que su NIVEL DE ENERGIA va a aumentar casi inmediatamente. A raíz de esto, usted automáticamente se pone más activo y lo pone en disposición de comer más de las "buenas" comidas, beber más agua, y apartarse de la "mala" comida que constantemente comemos, ayudando, por lo tanto, todo el proceso.

Yo sigo entrevistando personas que están tomando Calorad® y constantemente me asombro con los resultados. Esto ha hecho mi vida más sastisfactoria porque estoy tomando parte en la obra de hacer saber a otros de este maravilloso milagro que quita PULGADAS Y GRASA. Y, cuando pierde grasa, su cuerpo repara muchas enfermedades.

Tengo docenas de compañeros de golf de 40 a 72 años de edad y en solamente semanas de estar tomando Calorad®, sus huesos ya no "rechinan" cuando se levantan por la mañana. El colágeno de Calorad® lubrica sus articulaciones como se lubrican los elásticos oxidados de un automóvil.

Y señoras, lamentablemente, parece que trabaja más rápidamente en los hombres, pero sin tener en cuenta su género, Calorad® hará maravillas por la manera en que usted *se siente.* Si usted tiene exceso de grasa, sea paciente. Recuerde que le tomó años ponerse de esa manera, por lo tanto, dé a Calorad® tiempo para que haga su trabajo.

Debo tener unos MIL testimonios que me han sido enviados y la mayoría de las veces, cuando oigo las maravillas que Calorad® ha realizado en tantas personas, lágrimas, de alegría vienen a mis ojos. Y me siento muy bien conmigo mismo. Estar envuelto con Calorad® me ha ayudado mental, física y espiritualmente y si vendo tantos libros como anticipo me irá muy bien financieramente también.

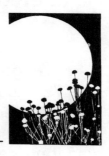

Capítulo 4

PREGUNTAS MAS FRECUENTES

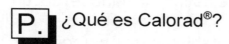

P. ¿Qué es Calorad®?

R. Calorad® es un alimento y también un producto de control de peso. Su fórmula a base de colágeno ayuda al cuerpo a generar tejido muscular. Para los que tienen exceso de peso, esta producción de tejido muscular ayuda al organismo a procesar más eficazmente azúcares y grasas. Para los que están delgados y no necesitan perder peso, Calorad® proporciona más energía y vitalidad.

P. ¿Está aprobado por el FDA?

R. No hay necesidad. Es un suplemento de comida. No contiene componentes sintéticos, no es un producto químico, no es una droga, no es un estimulante; solamente proteína, que es una comida.

P. ¿Está patentado?

R. ¡No! Y ésa es una pregunta brillante. Michel Grisé no necesitó ni quiso patentarlo. Su fórmula es secreta, otros han intentado reproducirla pero no han podido. Tampoco la Coca Cola está patentada.

P. Yo tengo aproximadamente 20 libras de sobrepeso, pero mi hermana está delgada. ¿Debo tomar Calorad® yo sola y olvidarme de ella?

R. Calorad es bueno para **todo** tipo de cuerpo. Es un *suplemento de comida*, más especificamente un *suplemento de colágeno* que refuerza el mecanismo natural de rejuveneci-miento y reparación del cuerpo. Todos nos beneficiamos con Calorad®.

P. ¿Por qué trabaja Calorad®?

R. Estos son los hechos médicos: Cuando nos vamos a dormir por la noche, los primeros 45 a 90 minutos de sueño son un período de productividad en el cuerpo. Nuestras mentes descansan, pero nuestros cuerpos se ponen a trabajar en un proceso de revitalización y reparación. Calorad®, cuando se toma con el estómago vacío (por lo menos tres horas después de la última comida) y con un vaso de agua directamente antes de irse a dormir, alimenta el proceso. Así como cualquier proteína construye el cuerpo, Calorad®, cuando es tomado así, construye de una manera intensificada.

P. ¿Tendré que hacer dieta y empezar (o aumentar) un programa de ejercicios?

R. **¡No y no!** La belleza del programa es que es tan simple. El único cambio de comportamiento es dejar de comer **tres horas antes de irse a dormir**, lo que en sí mismo es algo muy saludable.

En la mayoría de las dietas se sacrifica un 30% de la masa muscular para bajar de peso. Con Calorad®, la **construcción** de músculo es lo que provoca la reducción de peso y, por consiguiente, las personas pierden tanto pulgadas como libras. Recuerde, la dieta es *lo que* usted come, no *cuánto* usted come. Por favor, coma comidas saludables.

En cuanto al ejercicio, haga lo mismo que estaba haciendo antes de tomar Calorad®. Mi experiencia personal, es que el incremento de energía que se produce al tomar Calorad® suele provocar el deseo de hacer más actividad física.

P. ¿Cuánto peso voy a perder yo?

R. Eso es difícil de decir. Muchas personas, antes de perder una libra, pierden pulgadas. Esto se hace evidente al tener que reducir el tamaño de su ropa, quizás sin notar un cambio en la báscula. También están aquellos que inicialmente **aumentan** su peso, pero **pierden pulgadas**. Esto es así porque el músculo pesa **dos veces más** que la grasa.

P. ¿Cómo puedo asegurarme de que funcionará para mí y perderé grasa?

R. **¡No puede!** Sólo puede probarlo. Sin embargo, a juzgar por los testimonios, funciona de alguna manera positiva para casi todos. Los resultados se manifiestan diferentemente en cada cuerpo. Algunos experimentarán resultados notables en la primera semana y algunos no lo harán hasta el tercer mes. Algunos perderán peso de una manera muy lenta pero constante (por ejemplo una libra cada dos semanas) y algunos van a hacerlo en forma escalonada. ¡Recuerde, el período mínimo de ensayo es de 90 días! Confíe en mí, vale la pena darle ese tiempo.

P. ¿Qué más hace Calorad®?

R. Solamente puedo decirle que lea nueva-mente los testimonios de lo que otras perso-nas dicen que les pasó cuando empezaron a usar Calorad®.

Cuando me entrevisté con Michel Grisé, él me puntualizó cómo la piel que se ha aflojado con la edad y con el peso se pone más elástica. He hablado con gente que dice que sus manchas de la edad se han desvanecido, las arrugas desaparecieron, e incluso algunos dicen que su pelo creció.

En una reunión en Houston, Texas, en septiembre de 1997, una señora dijo que tenía miedo de quedarse totalmente calva, porque su cabello se estaba cayendo a mechones. A las seis semanas de empezar a usar Calorad®, el cabello regresó, pero con canas. "Puedo teñírmelo," me dijo. "Estoy tan contenta porque mi cabello está creciendo de nuevo, que no me importa el color."

¡No estoy diciendo que Calorad® **hace crecer el pelo**! Consultando con médicos, la explicación que me dieron fué que la señora aparentemente debía tener algún problema médico que su cuerpo corrigió al irse el exceso de grasa.

P. ¿Suponga que no funciona en absoluto en mí?

R. Para ese 14% que no experimenta ninguna pérdida de grasa o peso, esto podría ser debido a un problema latente de tiroides, una deficiencia de minerales, problemas en el colon, o química personal. Vea a un practicante de salud para corregir estos problemas y entonces déle 90 días a Calorad®. ¡Podría cambiar su vida!

Usted de todas maneras se beneficiaría de los ingredientes de Calorad® de una manera similar a como se puede beneficiar por tomar vitaminas o suplementos de minerales. **No hay experiencias negativas con este producto**. Simplemente ayuda a diferentes personas de diferentes maneras.

P. ¿Cómo tomo Calorad para obtener *óptimos* resultados en el control del peso corporal?

R. Como mencioné varias veces en este libro, una medida (15 ml.) de Calorad® tiene que ser tomada directamente antes de irse a dormir, por lo menos tres horas después de su última comida, con un vaso de ocho onzas de agua. Usted puede mezclarlo con el agua o beberlos por separado. A mí me gusta mezclarlo con agua fría y guardo mi Calorad® en el refrigerador. No hay ninguna razón en especial para hacerlo así. Es que a mí me gusta frío.

También es más saludable **beber de 8 a 10 vasos de agua por día** para ayudar a limpiar su organismo. Al mismo tiempo, adopte hábitos de buena alimentación y evite comidas grasosas lo más que pueda.

Recuerde que si usted planea leer o mirar televisión, **debe esperar** para tomar Calorad® hasta **terminar** esas actividades. Calorad® trabaja mejor si el estómago está vacío de comida por lo menos por tres horas y debe tomarse cuando usted va a apoyar la cabeza en la almohada para dormirse. El plan también funciona si usted come durante esas tres horas, pero funciona **mejor** si se sigue esta regla de no comer ni beber durante ese período.

P. ¿Cómo debo tomar Calorad® para obtener mayor resistencia y energía?

R. Calorad funciona para mantener los niveles de energía del cuerpo durante el día cuando se toma a la noche de la manera anteriormente explicada. Para resistencia y energía Calorad® puede tomarse también durante el día aproximadamente **media hora antes de las comidas**. Los atletas pueden tomar Calorad® de media hora a cuarenta y cinco minutos antes de entrenar para ayudar a sostener su fuerza y resistencia.

Un amigo mío, un levantador de pesas llamado Rudy Hebert que mencioné antes, que tuvo que ser convencido de tomar Calorad® (no, en realidad más que convencerlo yo lo acosé ¿recuerdan? pero solamente porque él me importa), está gritando alabanzas a Calorad® por todo Texas y Louisiana porque él ha estado levantando un 8% más después de solamente dos semanas de tomar Calorad®.

El dice que no había podido superar cierto peso en por lo menos cinco años antes de esto. Y 8% es *un montón* cuando se llega a los cientos de libras.

P. ¿Cómo debo tomar Calorad® si no quiero perder peso?

R. Calorad® es un *suplemento nutricional.* Aquellas personas que necesitan perder exceso de peso y pulgadas experimentan estos resultados con Calorad® porque ayuda a construir masa muscular y, por consiguiente, el cuerpo utiliza grasas y azúcares *más eficazmente.*

Sin embargo, Calorad® no es exclusivamente para un determinado tipo de cuerpo. Puede ser tomado igualmente por personas con **todos** los tipos de físico como un optimizador de fuerza y como un producto de apoyo nutricional. Para los que toman Calorad como suplemento nutricional, cualquiera de los métodos anteriores es apropiado.

P. ¿Puedo tomar Calorad® si estoy tomando vitaminas y minerales? ¿Y si estoy tomando alguna medicina?

R. ¡Si y si! Calorad® funciona con virtualmente *todos* los otros suplementos nutricionales, eso es lo grandioso. Sin embargo, se sugiere que si usted toma otros suplementos, los tome con su última comida para aumentar la eficacia de Calorad®, ya que trabaja mejor cuando no hay ninguna otra actividad en el sistema digestivo. Y recuerde, beba agua, agua y más agua.

De la misma manera, si usted tiene cualquier pregunta sobre la compatibilidad de su medicación con Calorad®, se sugiere que le lleve una botella de Calorad® a su practicante de salud antes de proceder.

P. ¿Qué pasa si no pierdo peso en mis primeros 30 días tomando Calorad®?

R. Eso pasó con tres personas a las que les vendí una sola botella de Calorad®. Un amigo del club de golf de Hillcrest, Joe DeJongh, tomó una botella para perder peso. Yo había estado usando Calorad® por dos semanas cuando se lo mencioné y había perdido 12 libras, por eso era un creyente.

Aproximadamente 25 días después de que Joe empezó con Calorad®, lo llamé para saber cuánto había perdido. "Lo que te pagué," contestó riéndose pero duermo y me siento mejor. La **verdadera prueba** es 90 días.

P. AHORA vamos a la GRAN PREGUNTA: ¿DÓNDE puedo conseguir Calorad® y cuánto cuesta?

R. Calorad® no se vende en CUALQUIER tienda, se vende principalmente a través de distribuidores independientes y dueños de comercios pequeños. Posiblemente puede ser obtenido en la misma ciudad en la que usted vive. El precio varía en las diferentes localidades pero es menos que una cena para dos en un buen restaurante. Les diré precisamente dónde pueden conseguir el producto al final del libro.

ACLARACION

Como autor, he mencionado varias veces en este libro que no soy médico ni profesional de la salud; simplemente soy un escritor que se encontró con un producto asombroso y quiero compartirlo con la humanidad. Debo haber hecho algo muy bueno en mi vida para que Dios me concediera el honor de escribir este libro para introducir a otros a las maravillas de Calorad®.

Cuando usted lea estos testimonios fantásticos, sepa que cada uno de ellos es verdad y que fueron escritos por las personas cuyos nombres se mencionan, porque a ellos también les interesa ayudar a otros.

Ahora, este libro está en su séptima impresión en seis meses y cuando viajo a través de todo el país promocionándolo, oigo miles de testimonios más de aquéllos cuyas vidas han mejorado debido a Calorad® y a los otros extraordinarios productos de Essentially Yours Industries.

Mucha de la información en este texto proviene de mi activa y extensa investigación. Yo solicité la ayuda de profesionales de la salud, médicos, nutricionistas, quiroprácticos y farmacéuticos, y entrevisté al brillante hombre que formuló Calorad®, además de mi propia experiencia personal y las de mis familiares y amigos. ¡Los resultados son fenomenales!

Ya he conocido a todos los funcionarios de

esta compañía y a muchos de sus distribuidores líderes. Creo tan fervientemente en estas personas *y* en los productos que ellos fabrican y venden que tengo fe en todo lo que ellos hacen. También creo tan fuertemente en su convicción por ayudar a los demás que pienso dedicar años de mi vida a hablar a otras personas sobre estos productos. He sido testigo de los milagros que Calorad® ha realizado. Mire en la página 24 (Dr. Mark Evans), páginas 60, 61 (Evelyn Franks), y página 64 (Shannon Ellefson) y véalo usted mismo!

Nadie en Essentially Yours, debe ser considerado en ninguna forma o manera responsable por cualquier cosa escrita en este libro. Sin su ayuda yo habría tenido poco para decir. Yo interpreté lo que ellos me dijeron lo mejor que pude.

He conocido a muchos de aquéllos cuyas vidas han cambiado; **he visto** estos cambios. Me encuentro y visito todas las semanas con personas que deliran sobre las maravillas de Calorad® y otros productos de Essentially Yours.

No soy un empleado de la compañía. Debido a este libro, no puedo vender sus productos. Sin embargo, yo tomo Calorad® y Agrisept-L®, y mis perros están en Golden Treat®. Estoy orgulloso de este libro y me siento bien conmigo mismo por la salud que está trayendo a otros.

RECONOCIMIENTOS

Mi primer agradecimiento va merecidamente a mi buen amigo el Dr. Carl Bechtel, que me introdujo a este producto asombroso que ha hecho mi vida y las vidas de muchos de mis conocidos más saludable y más feliz.

Luego, quiero agradecer a Jay Sargeant, Director de Operaciones de U.S. de Essentially Yours, por un discurso verdaderamente apasionado que dió en Houston que me motivó al punto de no poder dormir durante días pensando en aquéllos que amo y que me interesan y a los que podía ayudar—si "esta cosa" trabajaba—y así fué. Jay es una muy buena persona, cálido, atento, dedicado, y verdaderamente sincero.

Agradezco a Geraldine Heyman, Directora de Comercialización y Ventas Internacionales de Essentially Yours Industries quien tuvo una idea y un plan y construyó un equipo de personas talentosas y dedicadas como ella misma. Ella es un verdadero encanto con ilimitada energía. Es el corazón de la Compañía.

Y a Michel Grisé, el brillante formulador que creó varios de los productos que han enriquecido la calidad de vida de innumerables personas. Es cálido, humano, y dedicado a ayudar a otros. El formuló Calorad® y Agrisept-L®. Sus asombrosos descubrimientos han beneficiado mucho a muchos. El número exacto es difícil de determinar, pero quizá varios millones de personas alrededor del mundo están viviendo mucho más saludablemente gracias a Calorad®.

No puedo dejar de mencionar a Ruby Miller-Lyman, a quien también oí hablar de Calorad®. Lo que yo aprendí de Jay, ella lo reafirmó en su estilo fluido y entusiasta. Es una gran motivadora *por excelencia*, y yo quedé asombrado por su energía, vitalidad y hábitos de trabajo.

También, Jim Darechuk, nacido en Canadá y que ahora vive en Houston, quien tiene éxito con su negocio porque su principal factor motivador no es el dinero, sino ayudar a otros. Yo agradezco a sus asociados, Priest Kemper y Ken Foley. Los tres hombres son verdaderamente estupendos y cada uno de ellos me ayudó a entender la importancia que este libro podría tener en la salud y felicidad de otros.

Conocí aún más personas maravillosas en una reunión en Jacksonville, Florida, en noviembre de 1997; la adorable Sabrina Dancy y su igualmente encantadora hermana, Audrey Taylor. Ellas se rieron mucho en mi divertida charla de 15 minutos. ¿Cómo no iban a caerme bien?

Pensando en voz alta, me he dicho a menudo."¿Qué es lo que pasa con la gente de Essentially Yours? ¿Cómo pueden ser *todos* ellos tan increíblemente dulces, atentos y maravillosos?" Todo debe remontarse a Geraldine Heyman, que reunió este equipo maravilloso. Encontrar y convencer a Michel Grisé debe haber sido una proeza. Y después, agregar hombres como Jay Sargeant, Brian Lavorato y Barry LaRose, la clase de personas que uno tiene que estimar instantáneamente.

No cabe duda, de acuerdo a mi investigación, que la mayoría de los más de 300,000 distribuidores independientes de esta compañía son muy especiales. Ellos se involucraron porque Calorad® trabajó en ellos y, como yo, quisieron compartir su "descubrimiento" con los demás. Estoy absolutamente convencido de que el dinero que puedan ganar es secundario.

Essentially Yours es como la respuesta a las plegarias de muchos. *Están* ayudando a la humanidad! Todo el equipo corporativo ha generado un tipo de magnetismo que se ha transmitido a los corazones y almas de sus distribuidores. Son buenas personas que hacen cosas maravillosas.

En el número de febrero de 1998 de MONEY MAKER'S MONTHLY, se dice "EYI ha creado un imponente grupo de más de 200,000 Socios Comerciales Independientes y está generando entradas por *más de ocho millones de dólares por mes*. Muchos dirían que esto es un resultado envidiable para una compañía que ha estado en existencia durante cinco a siete añosYpero EYI ha estado en negocios sólo dos años!"

Según el número de julio de 1998 de WEALTH BUILDING MAGAZINE, EYI (Essentially Yours Industries) está ahora en el puesto número **12** en cuanto al número de distribuidores en las empresas de ventas directas, algunas de las cuales están operando desde 1956. ¡EYI ha estado en negocios **menos de tres años**!

¿Fenomenal? ¿Sobresaliente? ¿Increíble? Estoy de acuerdo en que este sorprendente éxito comercial está vinculado al descubrimiento de Calorad®. También estoy seguro de que en gran medida es debido al "trabajo en equipo" y eso incluye a todos, desde las personas en la cima de la compañía a las personas que toman Calorad® todas las noches antes de poner la cabeza sobre la almohada. Un producto solo, no importa lo maravilloso que sea, no es bastante.

Personas como estas no simplemente "le pasan" a una compañía, ellos son *atraídos* hacia nosotros por un poder más alto, igual que nos ocurre a todos los que encontramos a Calorad®. Si usted se perdió la convención EYI >98 en Orlando, se perdió una gran experiencia. Nunca en mi vida volví de un evento tan entusiasmado, feliz y orgulloso de estar relacionado con todos ustedes, y lo digo con toda la sinceridad de mi corazón.

Gente como Rena Davis, el Dr. Mark Evans, el Dr. Jack Herd, Ted y Joyce Brooks, Art y Marlyn Burleigh, Dave y Bonnie White, John y Marilee Bielski, el Dr. Herb Oliver, Luis Garg, Ann Carey, Joe Murphy, el Dr. Bob y Deb De María y Vicki Ridge, ¿dónde estaban todas estas personas maravillosas durante la mayor parte de mi existencia? No importa, ahora les doy la bienvenida a mi vida.

¡Calorad®, Essentially Yours y todas las personas en la compañía han cambiado mi vida espiritual! Me siento bien por lo que estoy haciendo. Me gusta. Lo amo. Lo abrazo.

Pete Billac

PIERDA GRASA
MIENTRAS DUERME

está disponible a través de:

**Swan Publishing
126 Live Oak
Alvin, TX 77511,
(281) 388-2547
Fax (281) 585-3738**

**e-mail: swanbooks@ghg.net
Visite nuestro web site:
http:\\www.swan-pub.com**

*Para información en Español sobre Calorad® y
los demásproductos de EYI, LLAME GRATIS:*

**1-888-260-2326
1-888-248-2012
1-281-922-9118**

SOBRE EL AUTOR

PETE BILLAC es uno de los oradores más solicitados en los Estados Unidos. Se lo contrata como Autor/Conferenciante/Humorista. Un escritor sin compromisos, escribe sólo lo que le complace. Pete ha escrito 44 libros, cientos de historias cortas y ha dado conferencias divertidas en naves de crucero. Sus temas van de aventuras y guerra, a personas famosas, historia, autoayuda, salud y romance.

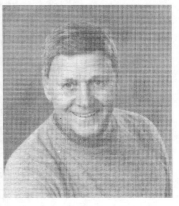

Quizás usted lo ha visto en Donahue, Good Morning América, Sally Jessy Raphael, o muchos otros programas de televisión. Cuando está hablando a compañías de Fortune 500 sobre mercadotecnia, a niños en las escuelas acerca de leer y escribir, o a personas de más de 60 años sobre cómo mantenerse físicamente en forma y disfrutar la vida, él hace que sus audiencias ríanY ¡y mucho!

Este libro, PIERDA GRASA MIENTRAS USTED DUERME, es su favorito. Su máximo bestseller, HOW NOT TO BE LONELY, ha vendido más de cuatro millones de copias. "Creo que éste libro va a tener el mismo éxito," dice Pete. "Ayudará absolutamente a todos a vivir una vida más saludable, y espero que más feliz."

Phil Donahue dijo, "Pete es un experto en restaurar la autoconfianza y autoestima en otros."

Ken Collins, dijo, "Uno de los disertantes más divertidos y carismáticos que yo haya oído. Le infunde vida a cada tema. Esté seguro de asistir a cualquier función donde Pete se presente."